Travail des Laboratoires du Dr André PETIT et du Pr agrégé RÉNON

RECHERCHES EXPÉRIMENTALES

SUR LES

TOXINES DE L'ACTINOMYCES

Contribution à l'étude des poisons microbiens à action locale prédominante

PAR

Le Docteur Henri VERLIAC

ANCIEN INTERNE DES HÔPITAUX DE PARIS

PARIS
G. STEINHEIL, ÉDITEUR
2, RUE CASIMIR-DELAVIGNE, 2

1907

RECHERCHES EXPÉRIMENTALES

SUR LES

TOXINES DE L'ACTINOMYCES

DU MÊME AUTEUR

Les différentes formes de la tuberculose intestinale. *Revue de la tuberculose*, juin 1904.

Anévrysme aigu de la crosse aortique au cours du rhumatisme articulaire aigu (avec M. Rénon). *Société médicale des hôpitaux*, 3 et 10 mars 1905.

Action du carbaminate de m-tolhylhydrazide (marétine) sur la fièvre des phtisiques (avec M. Rénon). *Société d'études scientifiques sur la tuberculose*, 3 mars 1905, et *Archives générales de médecine*, 1905.

De la cachexie anévrysmatique (avec M. Rénon). *Archives générales de médecine*, 1905.

Cancer primitif du canal de Wirsung (avec M. Letulle). *Société médicale des hôpitaux*, 29 décembre 1905.

Streptococcie et staphylococcie combinées. Mort par abcès aréolaire du foie (avec M. Letulle). *Société médicale des hôpitaux*, 16 février 1906.

Association de fièvre typhoïde et de granulie. Diagnostic fait pendant la vie (avec M. Letulle). *Société médicale des hôpitaux*, 18 mai 1906.

Kyste volumineux du vagin pendant la grossesse (avec M. Francoz). *La Gynécologie*, juin 1906.

Ulcère tuberculeux perforant de l'estomac (avec M. Rénon). *Société médicale des hôpitaux*, 1er février 1907.

Travail des Laboratoires du Dr André PETIT et du Pr agrégé RÉNON

RECHERCHES EXPÉRIMENTALES

SUR LES

TOXINES DE L'ACTINOMYCES

Contribution à l'étude des poisons microbiens à action locale prédominante

PAR

Le Docteur Henri VERLIAC

ANCIEN INTERNE DES HÔPITAUX DE PARIS

PARIS
G. STEINHEIL, ÉDITEUR
2, RUE CASIMIR-DELAVIGNE, 2
—
1907

A LA MÉMOIRE DE MON PÈRE

Le Docteur Julien VERLIAC

ANCIEN INTERNE DES HÔPITAUX DE PARIS

A MES PARENTS

A MES AMIS

A MON PRÉSIDENT DE THÈSE

M. le Professeur CHANTEMESSE

Membre de l'Académie de médecine

A MES MAITRES DANS LES HOPITAUX

MM. LE PROFESSEUR AGRÉGÉ LETULLE (Internat 1905-1906 et Externat 1900-1901).
LE PROFESSEUR AGRÉGÉ RÉNON (Internat 1904-1905).
LE DOCTEUR ANDRÉ PETIT (Internat 1903-1904).
LE DOCTEUR CUFFER (Internat 1902-1903), in *memoriam.*
LES DOCTEURS AUCLAIR, COMBY, J. RENAULT (Internat provisoire, 1901-1902).
LE PROFESSEUR AGRÉGÉ CHAUFFARD (Externat 1899-1900).
LE PROFESSEUR DEBOVE (Externat 1897-1898).
LE PROFESSEUR AGRÉGÉ PEYROT (Externat 1897-1898).

MM. COURTOIS-SUFFIT, DUPRÉ, GUINARD, SOUQUES, TEISSIER.

INTRODUCTION

I

Dans ce travail, entrepris sur les conseils de notre maître le docteur Auclair, nous avons étudié le rôle des « poisons adhérents au corps microbien » dans l'étiologie des lésions produites par l'actinomyces.

Pour comprendre comment est née, et par quoi se justifie cette conception des toxines adhérentes « à détermination locale prédominante », il est indispensable de voir comment les idées pastoriennes et les découvertes bactériologiques ont établi les conceptions actuelles sur l'étiologie des lésions dans les maladies infectieuses (1). Aiguës ou chroniques, celles-ci relèvent toujours de l'action d'un microbe. Ce microbe agit sur l'organisme par ses sécrétions, par ses toxines ; Pasteur le démontra le jour où filtrant un bouillon dans lequel cultivait le bacille du choléra des poules, et l'injectant à des poules, il vit se reproduire, en l'absence du microbe, tous les symptômes de la maladie.

Depuis cette expérience, la recherche dans les bouillons de culture des différentes toxines microbiennes a donné des résultats considérables ; les découvertes de la toxine

(1) Cornil. Leçons sur les découvertes de Pasteur et leurs applications à l'anatomie et à l'histologie pathologique *Journal des connaissances médicales*, 1895.

diphtérique par Roux et Yersin, de la toxine tétanique par Knüd Faber, de la toxine typhique par Brieger et Frænkel, Sanarelli, Chantemesse furent, pour ce qui regarde la pathologie humaine, les faits les plus saillants de cette série de recherches que couronnèrent les découvertes corollaires de la sérothérapie antidiphtérique par Behring et Roux, de la sérothérapie antitétanique par Roux et Vaillard, de la sérothérapie antityphique par Chantemesse.

Cette notion des toxines solubles rend compte de tous les accidents provoqués à distance par les microbes ; mais elle ne peut expliquer les lésions qu'ils causent in situ. Ces lésions ainsi que l'a démontré notre maître Auclair, relèvent de toxines qui, en dehors de l'organisme, dans les cultures, ne diffusent pas dans le milieu de culture, mais restent adhérentes au corps des microbes et en sont extraites par les dissolvants des matières grasses.

Cette découverte fut le résultat d'une série de recherches dont le point de départ fut une expérience de Koch montrant la possibilité de produire du pus aseptique par inoculation aux animaux de bacilles tuberculeux tués par la chaleur. C'était dire que le bacille tuberculeux contient en lui des substances toxiques que ne détruit pas la chaleur.

Cette expérience amena deux séries de recherches visant :

Les unes, le caractère des lésions produites par l'injection de bacilles morts ;

Les autres, la détermination des substances toxiques qui produisaient ces lésions.

Pour voir quelle était la nature des lésions provoquées par les bacilles morts, Prudden et Hodenpyl (1) injectèrent des bacilles de Koch tués par la chaleur à des animaux, et virent évoluer chez ceux-ci des tubercules. Mais les expérimentateurs, ne constatant pas de lésions de dégénérescence caséeuse, en conclurent que cette dégénérescence était propre à l'action du microbe vivant, liée à sa vitalité même. C'était là une affirmation prématurée.

Straus et Gamaléia (2) en donnèrent la preuve. Reprenant les expériences de Prudden et Hodenpyl, ils montrèrent que les granulations ou les foyers tuberculeux consécutifs à l'injection de bacilles morts présentaient toutes les réactions histologiques et les processus dégénératifs considérés comme propres aux microbes vivants.

Cette assertion fut encore vérifiée par Grancher et Ledoux-Lebard (3) qui reproduisirent expérimentalement avec les microbes morts des lésions de nécro-tuberculose.

Toutes ces expériences montrent donc d'une façon irréfutable, que l'injection de bacilles de Koch morts détermine les lésions si spéciales qui semblaient l'apanage du bacille de Koch vivant.

Quant à la recherche des toxines contenues dans le corps des microbes, elle fut le but d'une série d'expériences

(1) Prudden et Hodenpyl. Studies on the action of dead bacteria in living body. *New York med. journ.*, 6-20 juin 1891.

(2) Straus et Gamaleia. Contribution à l'étude du poison tuberculeux. *Arch. de méd. expér. et d'anat. path.*, 1891, p. 105.

(3) Grancher et Ledoux-Lebard. Tuberculose humaine et aviaire, action de la chaleur sur la fertilité et la virulence des bacilles tuberculeux. *Arch. de méd. expér. et d'anat. pathol.*, janv. 1891.

de Büchner (1). Celui-ci expérimenta sur dix-huit espèces microbiennes et surtout sur le pneumobacille de Friedlander. Il put extraire, par digestion, des corps microbiens dans la lessive de potasse à 0,5 °/₀ une substance albuminoïde qui, provenant du protoplasma bactérien, serait, d'après lui, mise en liberté dans les tissus par la mort des bactéries. Elle se rapprocherait du groupe de l'albumine et des peptones. Pour le bacille de Friedländer, en particulier, elle a nettement les réactions d'une substance albuminoïde. Brieger propose de l'appeler protéine du pneumobacille.

Cette substance serait à rapprocher de l'anthranprotéine retirée par Nuncki et Drymont (2) des spores du charbon.

Ces protéines sont presque insolubles et très résistantes aux agents de destruction : c'est ainsi qu'elles résistent pendant une heure à une température de 120°.

Ces substances sont toxiques et douées d'une chimiotaxie positive : en effet, l'expérience faite avec les tubes de Conheim-Concilman montre la formation de pus aseptique. Injectées, elles déterminent l'accumulation de cellules de pus.

Dans un autre mémoire, Büchner (3) montre que ces protéines extraites des Bactéridies, non seulement attirent, mais détruisent les leucocytes. Ce processus se

(1) BÜCHNER. Ueber die in Bacterienkörper enthalten Eiterung erregende Substanz. Ueber pyogene Wirkung des Bakterieninhalt. *Münchn. med. Wochensschr.*, n° 29, 22 juill. 1890.

(2) DRYMONT. Einige Beobachtungen ueber die Milzbrand bacillen. *Archiv für ext. Pathol.*, Band. XXI, p. 309.

(2) BÜCHNER. Der Chemische Reizbarkeit d. Leucocyten u. d. Beziehung z. Entzündung und Eiterung. *Münch. med. Woch.*, n° 47, 25 nov. 1890.

distingue donc d'un simple phénomène d'absorption dans lequel les leucocytes s'empareraient d'une substance anormale, mais quitteraient le foyer sans avoir été altérés.

Enfin l'inoculation de ces protéines provoque des phénomènes analogues à l'inoculation de microbes morts (1), Büchner s'injecta une émulsion stérilisée de bacilles encapsulés de Friedländer, il eut des phénomènes généraux et un érysipèle aseptique au point d'inoculation. D'autre part, Wilhelm Meyer et Ludwig Raab s'injectèrent un centimètre cube d'une solution stérilisée et très diluée, contenant trois milligrammes et demi de protéine solide, ils eurent exactement les mêmes symptômes que Büchner.

Toutes ces expériences prouvent qu'on peut extraire des corps microbiens, par la lessive de potasse, des substances toxiques, résistant à de hautes températures, et dont l'injection produit un appel leucocytaire considérable avec dégénérescence rapide des leucocytes. Mais ces protéines déterminent des phénomènes généraux, et les lésions qu'elles occasionnent n'ont rien de spécifique : ces deux points les différencient absolument des toxines isolées par le docteur Auclair.

Les premières recherches de cet auteur portèrent sur le bacille tuberculeux. Se fondant sur les constatations d'Hammerschlag (2) qui établissaient la forte teneur en matière grasse (27 %) du corps des bacilles tuberculeux, J. Auclair pensa que les substances toxiques contenues

(1) Büchner. *Berlin. klinische Wochenschrift*, 24 nov. 1890.

(2) Hammerschlag. Bacteriologisch, chemische Untersuchungen üeber Tüberkelbacillen-Sitzungs. *Ber. der. klin. Acad. Wissensch. Wien.*, 13 déc. 1888; *Centralblatt für klin. Medicin*, 1891, p. 1.

dans le corps du bacille de Koch, pouvaient être de nature graisseuse ou cireuse. Il fit donc agir, sur des cultures de bacilles tuberculeux chauffées à 100° pendant plusieurs minutes, différents agents chimiques dissolvants des matières grasses : éther, chloroforme, benzine, sulfure de carbone. Il obtint, grâce à ces dissolvants, des substances de nature cireuse, complètement insolubles dans l'eau, mais qui, en suspension dans ce liquide après trituration prolongée avec des traces de soude, et injection aux animaux, produisaient au point injecté le processus histologique dû au bacille de Koch, sans aucune réaction générale ; mais, tandis que l'extrait éthéré produisait la caséification, l'extrait chloroformé reproduisait la sclérose. La seule différence entre l'inoculation de ces poisons adhérents et l'injection du bacille de Koch réside dans les suites éloignées de l'inoculation ; la lésion due uniquement aux poisons éthérés ou chloroformés disparaît peu après que les poisons qui en étaient cause ont épuisé leurs effets, tandis que la lésion due au bacille de Koch vivant progresse grâce à la reproduction du bacille inoculé (1). En raison de leur action strictement locale, le docteur J. Auclair appela ces toxines « poisons adhérents à détermination locale prédominante ».

J. Auclair avait produit avec ses extraits des lésions sous-cutanées, péritonéales et surtout pulmonaires. Ses travaux ont été complétés : par Armand-Delille (2) dans

(1) J. Auclair. *Les poisons du bacille tuberculeux humain.* Th. Paris, G. Steinheil, 1897 ; — La dégénérescence caséeuse, *Revue de la Tuberculose*, juillet 1899 ; — Recherches sur la pneumonie tuberculeuse, *Arch. de méd. expérim.*, mai 1899 ; — La sclérose pulmonaire d'origine tuberculeuse, *Arch. de méd. expérim.*, mai 1900.

(2) Armand-Delille. *Bull. Soc. Biol.*, 25 oct. et 27 déc. 1901 ; — *Arch. de*

les lésions des centres nerveux et des méninges, par Bernard et Salomon (1) dans les lésions rénales, par Oppenheim et Lœper (2) dans les lésions surrénales, par Courcoux et Ribadeau-Dumas (3) dans les lésions hépatiques.

De l'ensemble de ces recherches, on peut conclure qu'il existe dans le corps du bacille tuberculeux, des toxines de nature cireuse dont l'injection aux animaux reproduit, de même que l'injection de bacilles tués par la chaleur, les lésions typiques de la tuberculose ; on peut affirmer que c'est à ces toxines seules que le bacille tuberculeux doit de produire ses lésions spécifiques.

Cette action toxique est-elle dûe à la graisse elle-même, aux acides gras que contiennent les extraits, ou à des poisons de nature indéterminée, mais ayant une grande affinité pour les matières grasses, poisons que l'on pourrait appeler « adipophiles » (Boidin).

Il semble que ce soit surtout aux acides gras contenus dans les extraits qu'il faille rapporter le principal rôle dans la pathogénie des lésions. En effet, MM. Jean Camus et Pagniez (4) ayant remarqué une certaine

méd. expérim., mai 1902 ; — *Revue neurologique*, 15 juill. 1901 ; — *Rôle des poisons du bacille de Koch dans la méningite tuberculeuse et la tuberculose des centres nerveux*. Th. Paris, G. Steinheil, 1903.

(1) Bernard et Salomon. *Bull. Soc. biol.*, 6 et 13 nov. 1903 ; — Salomon Th. Paris, 1904.

(2) Oppenheim et Loeper. Insuffisance surrénale chronique expérimentale par injection intracapsulaire des poisons du bacille tuberculeux humain d'Auclair. *C. R. Soc. biol.*, 15 mars 1903.

(3) Courcoux et Ribadeau-Dumas. *Bull. Soc. anat.*, juill. 1904 ; — *Soc. biol.*, déc. 1904.

(4) Jean Camus et Pagniez. Recherches sur les acides gras. Lésions expérimentales. *Soc. biol.*, 4 nov. 1905.

analogie entre les lésions que produit l'injection d'acides gras de provenances diverses, principalement ceux extraits de l'huile de lin et de l'huile de croton, avec les lésions produites par l'injection de la chloroformo-bacilline d'Auclair, ont recherché dans les extraits isolés par M. Auclair la présence d'acides gras libres, et en ont décelé des doses élevées. Aussi leur « paraît-il vraisemblable d'attribuer aux acides gras provenant du bacille tuberculeux un rôle important dans la production des lésions locales que cause le bacille de Kock ».

Les autres microbes pathogènes agissent-ils, dans la production des lésions locales qu'ils déterminent, comme le bacille de Kock, par l'élaboration de poisons « adhérents à détermination locale prédominante ». C'est l'opinion de notre maître Auclair (1) qui pense que toute lésion produite par un microbe au point où il se trouve, relève d'une toxine adhérente au tissu microbien, et qu'on en peut extraire, comme on extrait du bacille de Koch l'éthérine ou la chloroformine.

D'ailleurs, les matières grasses existent normalement dans tous les corps microbiens : Duclaux, dans son *Traité de microbiologie*, considère comme une loi générale la présence de graisse dans les corps microbiens, il rapporte des dosages de Cramer montrant même que celle-ci entre pour une large part dans leur structure.

Aussi, partant de ce principe, le Dr Auclair a fait une série de recherches sur sept espèces microbiennes différentes : le bacille d'Eberth, le streptocoque et le staphy-

(1) J. Auclair. Recherches sur les poisons microbiens. Les poisons microbiens à détermination locale prédominante. *Arch. de méd. expér.*, nov. 1903.

locoque pyogènes, le gonocoque, le pneumobacille de Friedlander, l'actinomycète et le bacille de Lœffler.

Il est arrivé dans son travail à conclure que chacune de ces variétés de microbes fournit un extrait éthéré dont l'inoculation sous-cutanée ou intratrachéale au lapin produit des lésions dont la caractéristique, variable pour chacun d'eux, rappelle les lésions connues produites par les microbes vivants.

Ces recherches du Dr Auclair, destinées surtout à vérifier l'existence de poisons adhérents chez ces différents microbes n'ont pas été poussées jusqu'à l'étude complète de chacun de ces extraits.

Notre maître, le Dr Auclair, nous a conseillé de faire cette étude complète en ce qui concerne l'actinomycète : c'est ce que nous avons essayé de faire dans ce travail.

S'inspirant des mêmes principes, notre ami, le Dr Boidin (1) a fait de nombreuses recherches expérimentales sur les poisons adhérents de la bactéridie charbonneuse, grâce auxquels il a pu reproduire l'œdème malin.

Le rôle des toxines à action locale prédominante, responsables des lésions infectieuses, s'oppose théoriquement à celui des toxines solubles diffusibles : en fait « la plupart des maladies microbiennes humaines, pour n'envisager que celles-là, ressortissent à cette double action toxique, et suivant que l'une ou l'autre est prépondérante, on peut établir deux premiers groupes de ces maladies :

(1) Boidin. Recherches expérimentales sur les poisons de la bactéridie charbonneuse. *Arch. de méd. expérim.*, nov. 1905 ; — *Recherches sur les poisons de la bactéridie charbonneuse. Nature de la réaction locale dans l'œdème malin.* Th. Paris, G. Steinheil, 1906.

« Les unes, comme le tétanos, la diphtérie, méritent le nom de maladies à action toxique générale prédominante; les autres, comme l'actinomycose, la blennorrhagie, la tuberculose, peuvent être classées parmi les maladies à détermination toxique locale prépondérante.

« Entre ces deux classes d'affections, comme pour vérifier une fois de plus l'assertion du philosophe : *natura non facit saltus*, se placent d'autres maladies : la fièvre typhoïde, les infections à pneumocoque, à streptocoque, à staphylocoque... capables, suivant les cas, de se rapprocher plus ou moins des premières ou des secondes et les reliant entre elles par une série de chaînons ininterrompus. »

II

Nous avons choisi l'actinomyces comme sujet d'étude parce que la maladie qu'il détermine est une affection purement locale, ne donnant de désordres qu'au point même où siège le parasite, et parce que les lésions qu'il cause sont suffisamment caractéristiques, en dehors même de la constatation du parasite.

Ce caractère de maladie strictement locale était pour nous particulièrement important, puisque nous avions spécialement en vue l'étude des toxines « à détermination locale prédominante. » Il nous semblait, *a priori*, que dans une affection aussi locale que l'est l'actinomycose, le rôle des toxines solubles, des toxines à action généralisée, devait être des plus réduits, et, en conséquence, le rôle des toxines locales prépondérant, et l'étude de l'infection actinomycosique simplifiée.

Ce caractère de maladie strictement locale qu'a l'actinomycose, nous paraît amplement prouvé par la lecture de toutes les observations d'actinomycose humaines et surtout bovines, montrant l'absence absolue et constante de toute réaction générale, sauf le cas d'infections secondaires : aussi tous les auteurs qui se sont occupés de la question, ne signalent-ils dans l'actinomycose que deux facteurs de gravité : le siège des lésions et la fréquence des injections secondaires.

Deux objections pourraient être faites à cette conception de l'actinomycose, maladie locale.

La première a été formulée par Naussac (1). Cet auteur, dans son étude sur l'actinomycose pulmonaire, aurait noté la grande fréquence de la fièvre typhoïde dans les antécédents des malades atteints d'actinomycose pulmonaire dont il étudiait les observations : Aussi, s'est-il demandé s'il s'agissait bien de fièvre typhoïde éberthienne, ou plutôt d'une affection à symptômes typhiques qui n'aurait été qu'une actinomycose intestinale avec phénomènes généraux. L'auteur n'a d'ailleurs pas cherché à vérifier cette hypothèse. Nous ferons remarquer : 1° Que l'actinomycose intestinale ne revêt les allures de la fièvre typhoïde que dans les formes pyohémiques auxquelles l'auteur ne veut certainement pas faire allusion, puisqu'il envisage l'hypothèse d'une actinomycose intestinale qui aurait guéri, laissant après elle une lésion pulmonaire, et que les formes intestinales pyohémiques sont toujours mortelles ; 2° que la fièvre typhoïde est peu fréquente dans les antécédents des malades atteints

(1) Naussac. *De l'actinomycose pulmonaire*. Th. Lyon, 1896.

d'actinomycose ; il suffit pour s'en convaincre de lire les observations très complètes publiées dans le traité de Poncet et Bérard (1), observations de nombreux cas d'actinomycose de siège varié.

Nous ne nous arrêterons donc pas à cette première objection.

La seconde nous est fournie par l'existence des faits classiques d'actinomycose généralisée. Ces cas, parfaitement connus, ne nous semblent pas infirmer le moins du monde le caractère essentiellement local de l'affection. Nous allons voir, en effet, qu'il ne s'agit nullement d'intoxication générale par l'actinomycose, mais seulement d'une actinomycose à foyers successifs, et que l'organisme ne réagit qu'au point même où se transporte le parasite.

Ces faits sont toujours consécutifs à l'irruption dans le torrent circulatoire d'éléments mycéliens dont on peut, en général, saisir sur place la migration.

Il est très rare que cette propagation à distance se fasse par voie lymphatique. Le parasite, il est vrai, suit souvent dans l'envahissement d'un tissu, le trajet des fentes lymphatiques ; mais le mycelium ne pénètre pas dans les voies lymphatiques proprement dites, ou, s'il y pénètre, ce n'est qu'englobé par les phagocytes qui l'ont recueilli filament par filament et qui ne doivent pas tarder à le détruire. L'absence de réaction ganglionnaire dans l'actinomycose en est une preuve clinique de valeur, puisque Poncet et Bérard admettent que « l'absence de ganglions engorgés au voisinage d'une lésion inflamma-

(1) Poncet et Bérard. *Traité clinique de l'actinomycose humaine*, Paris, 1898.

toire chronique, est un bon signe de probabilité de la nature mycosique de cette lésion ».

La voie sanguine est la seule qui paraisse servir au transport de l'actinomyces allant créer des lésions métastasiques, et la seule dont l'envahissement ait été contrôlé. L'actinomyces, en effet, bien qu'en général il respecte les vaisseaux qu'il rencontre, peut arriver avec le temps à thromboser et à ulcérer de gros troncs veineux. On voit alors des bourgeons mycosiques faire saillie dans la cavité vasculaire : c'est ainsi que la jugulaire était prise dans les cas de Ponfick, de Masse et Israël, de Schlang (actinomycose du rachis ouverte dans la jugulaire) ; une veine sus-hépatique l'était de même dans un cas de Lunig et Hanau ; de même aussi la veine cave inférieure dans les cas de Abée, de Marchand et Nebelthau. A la faveur de l'ulcération vasculaire, des éléments parasitaires et des débris de tissus passent dans la circulation. « Souvent agglomérés en grains jaunes, protégés contre les actions cellulaires par leur couche périphérique de massues, ils peuvent faire embolie dans le poumon, le cerveau, le foie, les reins, la rate, plus rarement l'intestin, les muscles ou les os ».

Il est vrai que, le plus souvent, l'actinomyces n'est pas seul responsable de tous ces désordres ; il est fréquent que d'autres microbes s'associent à lui pour produire la thrombose et l'ulcération vasculaire. Dès lors, les embolies actinomycosiques étant infectées dès leur origine, les noyaux métastatiques sont infectés d'emblée ; les malades succombent alors à une septicémie banale non actinomycosique.

D'autres fois, les malades peuvent mourir du simple

fait de la localisation de l'embolus supprimant tout ou une grande partie de l'activité d'un organe important.

Ces deux causes de mort : l'infection banale ou le siège de la lésion embolique, étant éliminées, l'étude de tous les autres cas d'actinomycose généralisée nous montre que l'actinomyces transplanté dans un nouvel organe (muscles, os, foie) y recommence une évolution toute locale, calquée sur l'évolution de la tumeur primitive, sans que rien, dans le tableau clinique, traduise une intoxication de l'économie. C'est une généralisation dont les conséquences mécaniques peuvent être mortelles, mais où l'intoxication générale ne joue aucun rôle.

Il nous semble que cette courte étude nous autorise à considérer l'actinomycose comme un type de maladie strictement locale.

III

Nous allons étudier maintenant :

1° *Les lésions classiques de l'actinomycose*, telles qu'on les trouve à l'examen de pièces provenant d'hommes ou d'animaux infectés spontanément.

2° Les lésions obtenues par l'*inoculation expérimentale de l'actinomyces vivant :* nous verrons si les lésions ainsi obtenues se rapprochent de celles qu'on observe habituellement. Aux lésions ainsi produites, nous comparerons :

3° L'action des *produits solubles* de l'actinomyces.

4° Les lésions produites par l'*actinomyces tué par la chaleur.*

5° Les lésions produites par les *poisons adhérents* de l'actinomyces : les *actinomycétines* d'Auclair.

CHAPITRE PREMIER

Notions classiques sur les lésions cellulaires déterminées par l'actinomyces.

L'étude histologique des lésions produites par l'actinomyces dans les tissus est de date relativement récente. C'est l'existence des grains jaunes qui avait attiré l'attention des premiers observateurs, et c'est leur étude à peu près seule qu'on trouve dans la majorité des observations d'actinomycose. Presque toutes, en effet, décrivent longuement les grains jaunes, leur forme, leur constitution, leurs réactions ; mais, pour l'étude des lésions avoisinantes, se bornent à noter, quand elle existe, la ressemblance du tissu adjacent avec un tissu sarcomateux. Il en est ainsi, même dans les travaux de Perroncito, de Ponfick. Bollinger (1) et Israël (2) se contentent de dire que, dès que le parasite a pénétré dans les tissus par une voie quelconque, il s'entoure d'éléments granulaires, ce qui a fait donner à la tumeur ainsi produite le nom de : granulome infectieux (Conheim).

Après eux, Johne (3) et Moosbrügger (4) font voir

(1) Bollinger. Ueber eine neue Pilzkrankheit beim Rinde. *Centralblatt für Med. Wissensch.*, n° 27 et *Deutsche Zeitchrift für Thiermedicin*, 1877.

(2) Israel. *Virchow's Archiv.*, LXXIV, 1878 et LXVII, 1879.

(3) Johne. *Deustche Zeitschrift für Thiermedicin*, t. VII, 1882.

(4) Moosbrüger. *Beitrage zur klin. Chirurg.* Tubingen, 1886.

qu'il ne s'agit pas seulement d'une accumulation des éléments granuleux qui dégénèrent ensuite ; mais que, de même que les leucocytes, les cellules fixes du tissu néoformé se transforment en cellules épithélioïdes et géantes.

On retrouve la même opinion sur l'origine des cellules géantes soutenue par Hugo Ribbert (1). Cet auteur estime que, dans les infections mycéliennes parasitaires, les cellules fixes des tissus forment des cellules géantes dans lesquelles sont détruits les germes qui sont morts dans l'intérieur des leucocytes ou très diminués dans leur vitalité.

Boström (2), qui a fait une étude très complète des différents aspects du parasite dans les lésions actinomycosiques, est très bref sur ces lésions elles-mêmes : il se borne à dire : « A mesure du développement des colonies, se produit tout autour un foyer inflammatoire d'abord composé uniquement de cellules embryonnaires, plus tard aussi de cellules épithélioïdes et géantes ». Il admet que le parasite est transporté par les leucocytes : ceux-ci qui donnent naissance aux cellules épithélioïdes englobent les filaments parasitaires ; mais parfois, dans cette lutte, la cellule n'est pas victorieuse : son protoplasma perd la propriété de se colorer, ses contours et ceux du nucléole s'effacent et la cellule meurt, laissant aux filaments toute liberté pour s'épanouir en nodules radiés.

(1) Hugo Ribbert. *Der Untergang pathogenes Schimmelpilze im körper* Bonn, Verlag von Max Cohen, 1887.

(2) Boström. Untersüchungen ueber Aktinomykose des Menschens. *Zieglers Archiv*, 1890. Beitrage IX, fasc. I.

La question des lésions actinomycosiques est reprise en 1892 par Samter (1) qui publie un tableau comparatif des lésions actinomycosiques et tuberculeuses.

Pour lui, on trouve dans l'actinomycose, au contact même du parasite et des cellules géantes, une zone leucocytaire avec, à la périphérie, une ceinture d'éléments épithélioïdes ; dans les lésions tuberculeuses, les cellules épithélioïdes sont en dedans de la zone leucocytaire.

Les éléments du nodule actinomycosique subissent la dégénérescence graisseuse ; ceux du tubercule, la dégénérescence caséeuse.

Dans l'actinomycose, les cellules géantes forment des couches et des traînées autour du parasite ; elles sont isolées et moins nombreuses dans la tuberculose.

Enfin on constate dans l'actinomycose une tendance à la réparation des lésions *in situ* par un tissu de granulation, tendance qui est exceptionnelle dans la tuberculose.

Cette description indique nettement les différentes variétés de cellules qu'on rencontre dans les lésions actinomycosiques : il est vrai que leur répartition respective n'est pas identique à celle qu'on admet actuellement.

Un peu différentes sont les conclusions auxquelles aboutissent Pawlowsky et Maksutow (2). Ces auteurs, par l'étude de trois cas d'actinomycose humaine et de quatre cas d'actinomycose bovine, ont tenté d'élucider le rôle des leucocytes dans la défense de l'organisme contre l'actinomyces. Ils ont tout d'abord reconnu que

(1) Samter. Ein Beitrag zu der Lehre von der Aktinomykose, publié in *Langenbeck's Archiv*, 1892.

(2) Pawlowsky et Maksutow. De la phagocytose dans l'actinomycose. *Ann. de l'Inst. Pasteur*, 1893, p. 344.

le processus était identique dans ces différents cas, puis ils ont montré que, dès qu'un élément mycélien a pénétré dans l'organisme, n'importe comment, il s'entoure aussitôt de phagocytes. Ceux-ci sont représentés par des leucocytes à un seul noyau et par de jeunes cellules du tissu conjonctif, ils se transforment rapidement en grandes cellules épithélioïdes contenant un nucléole et s'emparent ensuite des bâtonnets isolés ou des groupes mycéliens. A ce moment, la lutte commence, et, si les cellules possèdent une vitalité suffisante, elles détruisent le parasite. Quand celui-ci l'emporte, il se développe, sort des limites de la cellule qui dépérit, et appelle de nouveaux phagocytes en raison de son pouvoir chimiotactique. Ceux-ci font barrière autour du parasite, s'emparent de ses renflements terminaux, arrêtent son accroissement, et finissent par y provoquer des formes involutives et une dégénérescence régressive qui aboutit à la formation de corps hyalins. Dans le cas où les phagocytes ont le dessous, le nodule actinomycosique s'infiltre de leucocytes polynucléaires qui, de plus en plus nombreux, amènent la dégénérescence du nodule et noient dans le pus les masses détritiques : ce pus contient des cellules épithélioïdes dégénérées, des capitules parasitaires morts avec leurs renflements en massue, des granules de dégénérescence du champignon et des corpuscules puriformes multinucléaires avec des grains libres de chromatine. L'apparition des leucocytes polynucléaires est donc un signe de la dernière période de dégénérescence du nodule. Ces leucocytes n'en font pas normalement partie. De même les auteurs n'ont pas constaté sur leurs préparations la présence des cellules géantes décrites par Marchand (1) et d'autres auteurs, pas plus dans les nodules jeunes que dans les nodules complètement développés.

Hoche (2) dans un travail paru en 1899, confirme la majeure partie de ces résultats, mais non dans tous leurs points. Les recherches de Hoche ont porté sur les produits de râclage de la lésion abcédiforme que présentait à la joue le malade d'Ancel et Thiry (3) et sur les lésions actinomycosiques d'une mâchoire et d'une langue de bœuf. Les lésions, dans ces différents cas, étaient absolument superposables.

Le parasite est entouré d'une zone inflammatoire dans laquelle on trouve : quelques cellules du tissu conjonctif, peu nombreuses, des leucocytes ne contenant pas de débris parasitaires et qui sont ou des lymphocytes ou des leucocytes adultes, enfin de très nombreuses cellules contenant des débris parasitaires. Ces cellules sont de gros phagocytes contenant un ou deux noyaux : les noyaux sont rejetés à une extrémité de la cellule, très apparents, au milieu d'une zone de protoplasma prenant également bien la couleur. Autour du parasite, le corps cellulaire est plus clair : le parasite lui-même est entouré d'une sorte d'auréole très claire, semblant indiquer qu'il n'est pas en contact immédiat avec le protoplasma. Ces leucocytes phagocytes, luttant avec leur proie, s'éloignent du foyer parasitaire : on les rencontre s'en allant dans les interstices conjonctifs.

(1) Marchand. *Actinomycosis.* Eulenburg's Real Encyclopœdie, 2e éd.

(2) Hoche (de Nancy). Histogenèse du nodule actinomycosique et propagation des lésions. *Arch. de méd. expérim.*, 1899.

(3) Ancel et Thiry, *Rev. méd. de l'Est*, 1898.

Au cours de cette lutte, se produit une hypertrophie du corps cellulaire : l'hyaloplasma devient plus abondant, distendant les mailles du reticulum : il semble se faire une sécrétion intracellulaire pour digérer, pour annihiler le parasite. Celui-ci se dissocie dans la cellule : ses parties sont disséminées dans le corps cellulaire ou réunies dans des vacuoles très apparentes, puis détruites par le leucocyte qui les transforme en corps hyalins. En même temps le corps de la cellule diminue ; la cellule reprend ses caractères primitifs et quoique contenant encore quelques débris parasitaires, peut rentrer dans le courant circulatoire.

Si les phagocytes ne sont pas victorieux, le parasite se développe progressivement pendant que le phagocyte dégénère. Le protoplasma se détruit graduellement ; le noyau se gonfle à son tour, devient vésiculeux, clair, puis se dissocie : la cellule est morte ; le parasite qui végète à son intérieur ne tarde pas à atteindre puis à dépasser les limites du corps cellulaire : de nouveaux phagocytes l'entourent et le cycle recommence.

Parfois, deux ou plusieurs de ces phagocytes peuvent se souder par leurs extrémités effilées où le contour cellulaire est moins net et où la membrane cellulaire semble presque absente, d'où la formation de cellules géantes qu'on peut trouver soit encore attenantes au parasite, soit déjà éloignées dans les mailles conjonctives avoisinantes.

Lorsque la guérison se produit, il y a formation d'un tissu de cicatrice. Le parasite y est inclus, isolé au milieu de formations conjonctives concentriques denses : c'est un cas fréquent dans la langue du bœuf où le parasite, peu vivace, à peine apparent avec formations massulaires très caractéristiques, forme le centre de nodules fibreux indurés.

Dans d'autres cas, la zone inflammatoire peut donner lieu à un abcès, à contenu plus ou moins fluide, plus ou moins puriforme, qui peut évoluer vers la cicatrisation ou s'ouvrir à l'extérieur.

La faible virulence du parasite et la phagocytose intense qu'il provoque paraissent la cause de l'intégrité des vaisseaux lymphatiques et sanguins : en sorte que l'actinomyces ne provoque que des lésions localisées : inflammations nodulaires infectieuses à mettre à côté des lésions morveuses, tuberculeuses, lépreuses. Ces nodules infectieux inflammatoires peuvent se cicatriser à toute période, ou donner des lésions à tendance extensive par juxtaposition et fusion de foyers développés successivement. Ce processus est l'origine de lésions fistuleuses et ulcératives quand surviennent la dégénérescence, le ramollissement, la nécrose ; mais alors même qu'il existe des fistules, le processus extensif reste le même : envahissement par continuité de tissu.

Les travaux que nous venons de résumer font jouer un rôle considérable aux leucocytes dans la constitution des lésions actinomycosiques. Une opinion diamétralement opposée a été soutenue par Unna (1) qui a étudié très complètement les cellules épithélioïdes, surtout dans les lésions cutanées. Il les décrit sous le nom de cellules plasmatiques : elles sont surtout caractéristiques sur les

(1) Unna. *Histopathologie der Hautkrankheiten*, p. 464 et s. Cf. Audry. In Thèse Sainiraille. Toulouse, 1895.

parois des clapiers purulents et des fistules sous-cutanées et se présentent là, avec des caractères assez spéciaux et assez nets pour permettre à elles seules, quand on les rencontre sur une coupe, de diagnostiquer l'actinomycose, en l'absence même du parasite. Nous reviendrons tout à l'heure sur les caractères morphologiques et les réactions de ces cellules.

D'après Unna, elles naissent surtout de l'épithélium des vaisseaux sanguins, un peu aussi du tissu conjonctif intermédiaire ; mais, contrairement à Pawlowsky et Maksutow (1), Unna n'admet pas que les leucocytes prennent la moindre part à la production des cellules plasmatiques.

De l'examen de ces différents travaux, nous pouvons donc conclure que, si l'origine des éléments du nodule actinomycosique n'est pas encore nettement établie, tous les auteurs sont d'accord sur la constitution même de ce nodule ; et nous allons maintenant décrire le *nodule actinomycosique typique*, tel qu'il est exposé dans le remarquable ouvrage de Poncet et Bérard (2).

Dans un nodule bien développé, on trouve, de dedans en dehors :

1° Le parasite, en amas libres ou encore fixés sur le corps étranger qui leur a fait la voie à travers les tissus ;

2° Une couche d'épaisseur variable, constituée par des cellules d'apparence épithélioïde (cellules plasmatiques de Unna) ;

(1) Pawlowski et Maksutow. *Loco citato.*
(2) Poncet et Bérard. *Traité clinique de l'actinomycose humaine*, 1898.

3° Une atmosphère de tissu de granulation avec des nappes souvent très étendues d'éléments jeunes, rappelant les leucocytes ordinaires.

Etudions successivement ces différentes couches :

1re zone : Le parasite. — Il se trouve parfois au contact immédiat des cellules épithélioïdes : on suit alors facilement dans le nodule les différentes phases de la phagocytose. Habituellement, il en est séparé par une zone de dégénérescence granuleuse, dépourvue d'éléments anatomiques reconnaissables et remplie par un liquide séreux ou muqueux qui tient en suspension des gouttelettes de graisse, des corpuscules incolores, des fragments de chromatine colorés provenant de cellules mortes, des massues et des corps hyalins abandonnés par le parasite. Le parasite lui-même est assez altéré ; généralement, le mycelium est très fragmenté, les spores ont presque disparu : il existe de nombreuses massues périphériques. Jamais, même dans les foyers très actifs, on ne trouve la multiplication active constatée dans les cultures.

2e zone : Cellules épithélioïdes. — Cette deuxième zone présente un intérêt capital. Les cellules épithélioïdes, constatées par tous les histologistes, ont été parfaitement décrites par Unna. A leur sujet, nous tenons à citer entièrement l'opinion de Dor (1) qui s'est fait une spécialité de l'étude de l'actinomycose et dont la compétence est indiscutable.

(1) Louis Dor. L'actinomycose : ses caractères morphologiques et réactionnels dans les tissus. *Presse médicale*, 16 sept. 1903.

« Lorsqu'on examine à l'œil nu un tissu envahi par l'actinomyces, on est frappé de la coloration jaune peau de chamois qu'il présente. Cette coloration si particulière correspond à un tissu pathologique également très particulier : la présence des cellules plasmatiques décrites par Unna et qui s'appellent communément des cellules de Unna.

« Ces cellules possèdent la propriété de se colorer entièrement en bleu sous l'influence du bleu de méthylène, alors que les cellules épithélioïdes de la tuberculose, traitées de la même façon, n'ont de coloré en bleu que leur noyau. Si l'on ajoute un colorant acide, tel que l'éosine, on voit, dans le cas de cellules épithélioïdes tuberculeuses, le protoplasma se colorer en rose, alors que celui des cellules de Unna ne se colore pas. Mais, par contre, les cellules de Unna, sont, en général, encerclées de travées fibreuses qui se colorent en rose et qui, prenant un colorant acide, indiquent par cela même que leur propre réaction est alcaline. Les cellules de Unna, se colorant entièrement en bleu, protoplasma et noyaux, se comportent donc comme des cellules très acides.

« Cette constatation, fort importante pour le diagnostic de l'actinomycose et sa différenciation d'avec la tuberculose n'a rien qui puisse bien nous étonner, quand on songe que le parasite actinomycosique lui-même est très alcalin, ainsi qu'on peut s'en convaincre en considérant que les grains jaunes déposés dans une goutte de picro-carmin se colorent d'une façon intense et rapide en jaune d'or, manifestant ainsi une véritable attraction pour l'acide picrique, alors que les cellules qui entourent le grain se colorent en rose. Cette question des cellules de Unna est très clairement exposée dans la planche qui accompagne le travail de Justi dans les Archives de Virchow de 1897.

« Après avoir examiné personnellement un grand nombre de néoformations actinomycosiques plus ou moins denses, et plus ou moins voisines de lésions suppuratives d'une part, ou de lésions néoplasiques d'autre part, et après avoir toujours retrouvé un tissu assez caractéristique, tantôt un peu plus riche en cellules, tantôt un peu plus riche en tissu fibreux, mais toujours constitué par un tissu dans lequel les cellules de Unna jouent un rôle primordial, je crois pouvoir dire que je reconnaîtrais un tissu actinomycosique, comme on peut reconnaitre un tissu tuberculeux, par la seule constatation du type cellulaire qui a proliféré et sans retrouver le parasite.

« La coloration jaune si particulière des cellules de Unna, qui donne au tissu actinomycosique une couleur si frappante, est attribuable à la présence dans ces cellules de lécithines que l'on peut extraire par le mélange d'alcool et d'éther, ainsi qu'on le fait des capsules surrénales, des corps jaunes de l'ovaire, et du jaune d'œuf ».

Les cellules épithélioïdes forment autour du foyer d'actinomycose une coque à peu près continue, mais relativement mince, car elle présente bientôt des zones de dégénérescence très épaisses, qui vont constituer la couche moyenne du nodule ramolli, et dont les produits ultimes sont les débris granuleux tombés dans l'espace vide, autour du parasite.

Cette dégénérescence des cellules épithélioïdes s'effectue suivant deux types différents, avec ce point commun que, dans chacun d'eux, elles perdent leur basophilie pour être de plus en plus facilement colorées par les réactifs acides.

Il est très simple de suivre cette transformation sur des coupes colorées au bleu de méthylène alcalin et différenciées à la fuchsine acide. Les cellules encore intactes conservent leur nuance bleu foncé, tandis que celles qui sont en voie de dégénérescence, prennent une couleur rouge d'autant plus accentuée que le processus est plus avancé.

a) La première variété de dégénérescence, et, d'ailleurs la plus fréquente, est la *colliquation*. Elle peut atteindre le protoplasma en masse pour le ramollir, le gonfler de plus en plus, et le transformer enfin en une bouillie granuleuse qui occupe un espace triple ou quadruple de celui de la cellule primitive, sans donner toutefois de vraie cellule géante. Mais, la plupart du temps, elle commence par l'apparition dans le protoplasma, de vacuoles claires, non colorables qui grandissent rapidement, et confluent pour ne plus laisser autour du noyau qu'une charpente largement réticulée et faiblement colorée en rose. Les produits de liquéfaction sont peu à peu désagrégés et entraînés par la lymphe vers le centre du nodule tandis que le noyau persiste encore pendant un temps variable, entouré d'un mince anneau de protoplasma.

b) La *dégénérescence hyaline* détermine aussi le gonflement du protoplasma des cellules plasmatiques, et aboutit à la formation d'une masse homogène, brillante, colorée en rouge, qui, peu à peu, se fendille et se divise en une série de fragments d'abord anguleux, puis arrondis. Ces fragments ou boules hyalines restent libres dans la cavité centrale du nodule, où on les a confondus souvent avec les produits ultimes de la division des massues qui, eux aussi, ont la forme de blocs hyalins. Le noyau ne disparaît que plus tard, par dissolution complète ou par fragmentation.

La répartition de ces deux types de dégénérescence est des plus variables. Généralement le processus de la colliquation prédomine, et les cellules hyalines forment la minorité.

On peut voir quelle différence très nette existe entre ce processus de dégénérescence, et la caséification du nodule tuberculeux.

3e zone. — A côté de ces cellules altérées, dans cette même zone moyenne du foyer actinomycosique, et à mesure qu'on s'approche de la zone externe du tissu de granulation, on trouve les fibres isolées du tissu conjonctif comme rongées, fragmentées en grains et en filaments plus ou moins colorables, dissociées par la formation de grandes fentes lymphatiques que vont occuper des cellules jeunes. Les fibres élastiques ont disparu, d'abord amincies et décolorées puis morcellées. Des éléments normaux du tissu infecté, il peut ne rester qu'une fine réticulation avec des travées recouvertes de cellules plates, limitant de grands espaces bourrés d'éléments analogues aux leucocytes, et s'étendant parfois sur de si grandes surfaces qu'on croirait à l'examen de coupes limitées, avoir affaire à un lymphadénome.

Malgré l'opinion de Unna, il doit se produire tout autour du foyer un puissant appel d'éléments lymphatiques et des phénomènes de congestion qui expliquent cette abondance d'éléments jeunes trop nombreux pour provenir tous de la transformation des éléments fixes préexistants. Ces leucocytes produiraient les globules de pus polynucléaires dont Pawlowsky et Maksutow ont noté la présence dans les nodules où la dégénérescence est très avancée. D'ailleurs, dans cette zone externe, tous les vaisseaux apparaissent remplis de globules rouges et blancs.

Cellules géantes. — L'existence des cellules géantes dans la structure du nodule actinomycosique est discutée par quelques auteurs.

La grande majorité des auteurs : Ziegler, Cornil et Brault, Marchand, admettent leur existence à côté des cellules épithélioïdes.

D'après quelques-uns, et en particulier Poncet et Bérard, ce serait à tort qu'on a décrit, comme éléments constants du nodule actinomycosique des cellules géantes qui, situées dans la zone centrale des nodules, au contact immédiat du champignon, seraient destinées à l'englober.

Pawlowsky et Masksutow, Poncet et Bérard n'ont rencontré qu'exceptionnellement ces cellules dans les nodules en voie de formation ou déjà complètement développés. Tout au plus, d'après eux, les trouve-t-on avec quelque fréquence à la période ultime de résorption des débris cellulaires et parasitaires, au voisinage des zones de réaction fibreuse.

En réalité, Poncet et Bérard admettent donc, tout en la considérant comme exceptionnelle, l'existence de cellules géantes dans les lésions actinomycosiques, et la discussion se résume en une question de fréquence plus ou moins grande.

Aussi bien y a-t-il longtemps que la cellule géante n'est plus considérée comme un élément spécifique de la tuberculose : nous n'en citerons comme preuve que les conclusions de la thèse de Laulanié (1) qui a rencontré cet élément dans nombre de foyers inflammatoires chroniques, même pyogènes, même syphilitiques.

La sclérose. — Il est une autre question également discutée : c'est l'origine de la sclérose souvent si prononcée au voisinage des lésions actinomycosiques.

Certains auteurs y voient une lésion qui relève de l'action de l'actinomyces : d'autres attribuent le rôle principal aux infections secondaires.

Macaigne (2) qui a étudié très complètement cette question à propos d'un cas d'actinomycose pulmonaire primitive infectée, conclut de la façon suivante :

« *A priori*, il semble logique d'attribuer la sclérose à l'actinomyces ; car on observe toujours une prolifération fibreuse intense autour des lésions actinomycosiques, quel qu'en soit le siège. Cela s'explique aisément par la prolifération embryonnaire excessive que cause l'actinomyces ; aux limites extrêmes de cette prolifération, là où l'irritation est moins vive, les jeunes cellules subissent leur évolution normale vers l'organisation conjonctive.

« Néanmoins, on peut, en raison du siège de la sclérose et de la présence de nombreux agents d'infection

(1) Laulanié. *La cellule géante*. Th. Lyon, 1888.

(2) Macaigne et Raingeard. Actinomycose thoracique, cutanée, vertébrale, pulmonaire. — Etude anatomique. *Presse médicale*, 22 juill. 1898.

secondaire, se demander quelle est la part qui revient à ceux-ci. En effet, la sclérose prédomine autour des vaisseaux et particulièrement, des lymphatiques. D'autre part, à chaque instant, apparaît un petit vaisseau bourré de microorganismes ; et ces foyers microbiens migrateurs se montrent au voisinage des artères ou des veines ; il y a là l'indice d'un processus infectieux, évident et très intense.

« On serait donc autorisé à attribuer aussi à un processus infectieux procédant lentement à petites doses, la formation du tissu scléreux. La prédominance des nappes fibreuses autour des plus grands foyers d'actinomycose ne peut faire rejeter cette hypothèse, puisque c'est précisément là que prédominent les microbes surajoutés. »

Les Vaisseaux. — Un point fort important dans l'histologie des lésions actinomycosiques, c'est l'intégrité absolue des vaisseaux.

Au lieu d'être rapidement oblitérés, comme dans le nodule tuberculeux, les vaisseaux ici apparaissent indemnes. Alors que les éléments normaux voisins sont détruits, on peut les trouver intacts en plein putrilage. Leur paroi, d'autant plus mal soutenue qu'on se rapproche davantage de la zone moyenne dégénérée, est incapable de résister à la moindre hypérémie déterminant un excès de pression, d'où les hémorrhagies si fréquentes et si abondantes qui se produisent dans les fongosités mycosiques et dont on trouve presque constamment les traces dans les coupes.

Poncet et Bérard font remarquer que l'intégrité de vaisseaux de plus gros calibre au voisinage du foyer, existe d'une façon assez constante pour que, mise en regard de l'endopériartérite tuberculeuse ou syphilitique, elle constitue un élément sérieux de diagnostic différentiel en faveur de l'actinomycose.

Il ne s'agit, bien entendu, que des foyers d'actinomycose fermés et sans association microbienne, les infections surajoutées déterminant presque toutes de la sclérose vasculaire d'une façon très précoce.

Les Lymphatiques. — La progression du parasite se produit toujours à l'intérieur des cellules elles-mêmes et non par le transport du parasite dans la lymphe qui les imbibe ; aussi, contrairement à ce qui se produit dans la tuberculose, l'engorgement des ganglions lymphatiques au voisinage des infections mycosiques est-il exceptionnel. On peut même dire qu'une caractéristique des lésions actinomycosiques, est la progression par continuité.

Quelle est la **pathogénie** de ces différentes lésions ? Comment s'organisent-elles et évoluent-elles ?

Sur ce point, les notions classiques résultent uniquement de l'étude des coupes. Elles ont été établies dans les différents travaux que nous avons analysés plus haut, de Boström, Pawlowski, Maksutow, Deléarde. Nous les résumons ici : Au début se fait autour du parasite un puissant appel de phagocytes. Ces phagocytes sont fournis par diverses cellules du tissu conjonctif (clasmatocytes, macrophages) et par des leucocytes mononucléaires, qui se transforment en grandes cellules épithélioïdes pour s'emparer ensuite des filaments isolés ou des groupes mycéliens.

Le nodule élémentaire infectieux est constitué par plusieurs couches de ces éléments épithélioïdes qui n'affectent vis-à-vis des vaisseaux aucun rapport spécial.

Si le parasite est très vivace et les leucocytes peu actifs, les filaments mycéliens englobés grandissent à l'intérieur des cellules qui les ont captés : leur extrémité s'arrondit en crosse (forme de résistance) ; ils se développent en capitules d'où partent de nouveaux filaments qui vont s'implanter dans les cellules voisines, et deviennent le germe de nouveaux nodules. Beaucoup des cellules ainsi infectées dégénèrent rapidement, prennent un aspect granuleux ; leur protoplasma se colore mal ; enfin elles se fragmentent et mettent en liberté le parasite qui poursuit son évolution *in situ*.

Beaucoup plus rarement, il peut arriver que l'actinomyces soit entraîné avec le cadavre du phagocyte, qui lui sert de véhicule, dans le courant lymphatique ou sanguin, et qu'il aille faire embolie à distance dans divers parenchymes ; ce n'est pourtant pas là le mécanisme habituel de la formation des noyaux métastatiques.

Lorsque, au contraire, le champignon a le dessous dans sa lutte avec les cellules, tous les filaments deviennent des renflements en massue, puis se disloquent. Ils deviennent de moins en moins perceptibles dans le phagocyte qui les détruit en conservant lui-même toute la netteté de ses contours et toute l'intensité de ses réactions colorantes. Le parasite peut ainsi disparaître sans laisser de traces. Mais, assez souvent, les terminaisons renflées des massues, en se fragmentant, mettent en liberté des globules hyalins qui, contrairement aux massues intactes des grains jaunes, se colorent fortement par la méthode de Gram, et représentent le produit ultime de la dégénérescence du mycelium. Habituellement un certain nombre de cellules épithélioïdes meurent avec lui. Quand les éléments anatomiques du nodule primitif ainsi détruits sont nombreux, ils se ramollissent, se laissent infiltrer progressivement par des leucocytes polynucléaires ; et ces derniers, avec les détritus plus ou moins liquéfiés de cellules mortes et de parasite, servent à la production de petites collections d'un liquide analogue au pus des inflammations banales ; l'intervention d'un microbe pyogène n'est donc pas nécessaire pour que les foyers d'actinomycose suppurent, au sens strict du mot. Toutefois, il faut ajouter que les lésions cellulaires s'arrêtent le plus souvent au stade de prolifération et de fragmentation trouble du protoplasma, et qu'il n'est pas fréquent d'observer du pus franc avec globules multinucléés ou en dégénérescence graisseuse dans les foyers d'actinomycose sans infections secondaires.

Telle est la lésion essentielle de l'actinomycose, identique chez l'homme et chez l'animal.

Lésions avoisinantes. — « Autour de cette lésion, suivant la résistance des tissus, s'organise une réaction *qui n'a rien de spécifique*, et qui dépend, non de la virulence du parasite lui-même, mais de la résistance du tissu envahi » (Poncet et Bérard).

Ces lésions réactionnelles peuvent être ramenées à deux types :

Le type *néoplasique*, beaucoup plus fréquent chez les animaux, habituel, pour ainsi dire, chez le bœuf et le cheval.

Le type *inflammatoire*, englobant la plupart des localisations de la maladie chez l'homme et chez le porc.

Le type *néoplasique* se rencontre dans les tissus richement vascularisés, donc capables d'une réaction intense, et dans lesquels le parasite, même virulent, ne peut étendre beaucoup son action ; par exemple, dans les tissus osseux et musculaire. Dans ces tissus, chaque colonie mycélienne fait surgir autour d'elle une telle poussée d'éléments phagocytaires qu'elle est bientôt noyée dans une coque d'éléments granuleux d'abord, puis fibreux, coque d'autant plus épaisse que l'irritation déterminée par le parasite et ses produits a été plus intense et plus prolongée. D'où la production de ces noyaux indurés, très nettement limités, d'aspect sarcomateux, qui infiltrent « la langue de bois » ou qui occupent des géodes parfois énormes dans le maxillaire du bœuf.

Chez l'homme, le processus néoplasique est beaucoup plus rare. Pourtant il est à peu près constant à la langue où l'actinomycose revêt d'ordinaire la forme nodulaire isolée ; dans certains muscles : temporal (Glaser), muscles de la paroi abdominale (Rotter).

En tout cas, c'est une forme atténuée, condamnée à évoluer sur place, et dont la guérison spontanée est assez fréquente (opinion de Bollinger, Boström, Illich).

Le type *inflammatoire*. Ici le processus de destruction l'emporte en intensité et en rapidité sur les réactions de défense.

La voie préférée du parasite est alors le tissu conjonctif ; en effet, dans les parenchymes, la protection est mieux assurée, la sclérose réactionnelle plus rapide. C'est pourquoi la production de grandes cavernes dans le poumon, de vastes cavités abcédées dans le foie, par exemple, ne reconnait pas l'actinomyces comme agent isolé, et ne s'observe guère qu'avec les foyers métastatiques infectés secondairement. Abandonné à lui-même, le champignon traverse péniblement ces organes : il y creuse des trajets étroits bientôt comblés par un tissu de cicatrice où l'on peut retrouver encore pendant quelque temps des massues et des blocs hyalins.

Il se fraie ainsi un chemin jusqu'au tissu conjonctif lâche interstitiel dont il suit les nappes pour atteindre les grandes régions celluleuses, sous-cutanées, prévertébrales, sous-pleurales et sous-péritonéales où il retrouve tous ses avantages. Là il étend rapidement son action à des zones étendues, il progresse avec une brusquerie et une ténacité parfois désespérantes. Plus ou moins longtemps après avoir manifesté sa présence par la production d'un œdème induré caractéristique, il frappe de nécrose les tissus auxquels il confine, et s'en va creusant des cavités abcédées ou plutôt de larges fistules, dissociant les muscles, dénudant les os, détruisant les ligaments, perforant les séreuses et parfois les vaisseaux jusqu'à ce qu'il arrive enfin sous la peau.

L'apparition de l'un de ces deux types : néoplasique ou inflammatoire que revêtent anatomiquement les lésions actinomycosiques, tient donc uniquement au siège même du parasite ; parenchymateux ou interstitiel : aucun d'eux n'est *histologiquement* spécifique de la lésion actinomycosique.

Conclusions. — De cette longue étude nous concluons

que les lésions caractéristiques dûes à l'actinomyces sont les suivantes :

Autour du parasite, tissu formé de cellules épithélioïdes de Unna et de cellules géantes ; à la périphérie, énorme appel lymphocytaire et lésions congestives, peut-être lésions scléreuses.

Intégrité absolue des vaisseaux sanguins et des lymphatiques.

CHAPITRE II

Etude des lésions produites par l'inoculation aux animaux de cultures vivantes d'actinomyces.

Nous avons vu dans le chapitre précédent quelles sont les lésions déterminées par l'actinomyces. Cette étude repose uniquement sur l'examen de pièces actinomycosiques d'origine humaine ou animale.

Mais nous ne croyons pas qu'on ait jamais étudié microscopiquement l'évolution des lésions que produit chez l'animal l'inoculation de cultures d'actinomyces.

En effet, les expérimentateurs qui ont inoculé à l'animal des fragments de tumeur actinomycosique ou des cultures d'actinomyces n'ont jamais eu en vue que la reproduction du parasite lui-même et l'obtention de grains jaunes. Ces tentatives n'ont d'ailleurs été que très rarement couronnées de succès.

Wolff et Israël (1) ont obtenu, par inoculation de cultures pures sur gélose ou dans l'œuf de poule, des tumeurs péritonéales, épiploïques et intestinales chez un cobaye et un lapin. Chez un mouton, ils ont obtenu en même temps deux noyaux métastatiques dans le foie.

(1) Wolff et J. Israel. Ueber Erzeugung vom Impfactinomycose mittelet culturen des Strahlenpilze. *Berlin. med. Gesselsch.*, 5 mars 1890; — und. *Berlin. klin. Woschensch.*, n° 13, 1890; — Ueber Reinculturen des Aktinomyces und seim Uebertragbarkeit auf Thiere. *Archiv für path. Anat. und. Physiologie.* Bd., CXXVI, 1891, n° 1, p. 11-50.

Dor et Bérard (1) ont obtenu une culture positive par inoculation dans la chambre antérieure de l'œil du lapin.

Deléarde (2) a eu neuf succès sur cent une tentatives d'inoculation :

Une fois chez le lapin après injection dans la trachée d'une culture en bouillon : six fois chez le lapin par injection intrapéritonéale de culture sur pomme de terre ; une fois chez une ânesse et une fois chez une brebis après insertion sous-périostée d'une culture d'actinomyces sur grain d'orge.

Du peu de succès de ces nombreuses tentatives d'inoculation au moyen de cultures d'actinomyces, faites par tant d'expérimentateurs, on pouvait inférer que dans l'immense majorité des cas, l'actinomyces inoculé ou ne détermine aucune lésion, ou détermine des lésions qui guérissent facilement. Cette dernière hypothèse nous paraissant la plus vraisemblable, nous avons recherché quelles étaient ces lésions, comment elles évoluaient, dans le but de savoir si, pendant toute leur évolution ou à un moment de leur évolution, malgré leur bénignité, ces lésions ne pouvaient être comparées aux lésions habituelles des foyers actinomycosiques.

Aussi bien cette étude préalable était-elle indispensable puisque nous voulions voir ultérieurement si l'actinomyces tué par la chaleur ou si des produits extraits du parasite ou de ses cultures produisaient les mêmes lésions que l'actinomyces vivant.

Choix d'une culture d'actinomyces. — Nous aurions

(1) Dor et Bérard. Actinomycose expérimentale par inoculation, *Soc. des sc. méd. de Lyon*, 1893.

(2) Deléarde. *De l'actinomycose humaine*. Th. de Lille, 1895-96.

voulu pratiquer ces expériences avec une culture d'actinomyces isolé dans un des cas d'actinomycose que nous avons observé. Nous avons tenté cet isolement dans quatre cas, sans obtenir aucun résultat positif.

Le premier était un cas d'actinomycose de la région mastoïdienne opéré par le docteur Dujarrier. Nous n'avons vu le malade qu'après l'opération chirurgicale. Les grains que nous avons pu recueillir au niveau de la plaie, ensemencés en culture anaérobie, ne nous ont donné qu'une fois une culture peu abondante qui, reportée en milieu aérobie, a été rapidement envahie par une culture abondante de staphylocoque, et l'isolement de l'actinomyces ne nous a pas été possible.

Le second était un cas d'actinomycose de la joue droite, soigné par le docteur Thiéry à la consultation de l'hôpital Saint-Antoine. Les nombreux grains jaunes que nous avons recueillis et ensemencés ne nous donnèrent aucune culture. Ce fait tient peut-être à ce que le malade, lorsque nous l'avons vu pour la première fois, était soumis depuis plus d'un mois à un traitement ioduré intensif, et en voie d'amélioration manifeste.

Nos tentatives de culture ont été aussi infructueuses dans deux cas d'actinomycose de la mâchoire observés, l'un à l'hôpital de la Charité, dans le service du professeur Reclus, l'autre à l'Hôtel-Dieu, dans le service du docteur Guinard.

Nous avons donc dû nous contenter pour nos expériences d'un type d'actinomyces qui nous fut donné à l'Institut Pasteur comme une culture d'actinomyces d'origine humaine.

Au surplus, cette origine n'a qu'une importance secondaire : il est actuellement prouvé qu'actinomycoses humaine et bovine relèvent du même parasite.

Il existe, en effet, un certain nombre d'observations montrant la possibilité de la contagion de l'animal à l'homme et réciproquement.

A l'appui de la contagion de l'animal à l'homme, nous citerons les faits suivants, rapportés par Guermonprez et Bécüe (1).

Un malade d'Hartmann contracta de l'actinomycose du nez après avoir pansé pendant plusieurs mois un bœuf porteur d'abcès du cou ; cet individu avait la manie de se porter fréquemment les doigts au nez, et jugeait lui-même qu'il avait dû s'infecter ainsi.

Un cas de Lührs a trait à un individu qui présentait des foyers mycosiques à la nuque. Les lésions avaient eu pour point de départ une ulcération causée par des lanières ayant servi à des animaux atteints de tumeurs des mâchoires.

Un médecin soigné par Maydl était chargé de l'inspection des viandes de boucherie. Ayant journellement à feuilleter des pièces administratives concernant les bestiaux, il le faisait en se passant fréquemment le doigt sur le dos de la langue ; sur la muqueuse, à ce niveau, se développa d'abord une ulcération douloureuse, puis un nodule actinomycosique.

Dans tous ces cas, l'on peut admettre que les hommes, au contact des animaux malades, ont été inoculés directement par l'actinomyces venant des régions malades.

(1) Guermonprez et Bécüe. *De l'actinomycose* (Bibl. Charcot-Debove), Paris, 1894.

On peut objecter, il est vrai, que les uns et les autres ont été infectés à la même source, à savoir par les végétaux contaminés. Cette objection est amplement justifiée quand on oppose le peu de vitalité de l'actinomyces sur un terrain animal à la facilité de sa reproduction sur les milieux végétaux. D'ailleurs, la contagion végétale est la seule qui soit indubitablement établie par les nombreuses constatations directes de débris végétaux au sein même des lésions parasitaires.

La véritable preuve scientifique de l'identité de l'actinomycose humaine et bovine a été fournie par la réussite de l'inoculation de fongosités de l'actinomycose humaine à l'animal.

Ces résultats positifs ont été obtenus par Wolff et Israël chez le lapin, par Ponfick chez le veau, par Mosselmann et Liénaux chez le lapin.

Cette notion de l'identité de l'actinomycose humaine et animale nous permet de croire que les résultats que nous avons obtenus auraient été identiques, quelle qu'eût été l'origine de notre culture.

Dans l'exposé du résultat de nos expériences, nous ne mentionnerons jamais la présence et l'état du mycelium, nous bornant à noter les réactions cellulaires obtenues, ce qui est le seul point qui nous intéresse. D'ailleurs, nous avons longuement analysé dans le chapitre précédent les travaux de Pawlowski, Maksutow, Deléarde, grâce auxquels on connait, dans tous ses détails, le mécanisme de l'englobement et de la destruction du mycelium, l'évolution du parasite, la formation des crosses et que nous ne pourrions que confirmer.

Dans cette série d'expériences, toutes faites sur le

lapin, nous avons utilisé uniquement des cultures jeunes d'actinomyces en eau peptonée.

Nos animaux ont été inoculés : les uns, par voie sous-cutanée, les autres par voie trachéale, après trachéotomie.

§ Ier. — **Inoculation sous-cutanée.**

L'inoculation sous-cutanée faite sous la peau de l'oreille du lapin a l'avantage de permettre de suivre macroscopiquement l'évolution des lésions.

Microscopiquement aussi, car il est possible à tout instant de prélever aseptiquement à l'aide d'une fine pipette une petite quantité du contenu de la tuméfaction et de suivre ainsi pas à pas son évolution.

L'inoculation de un à deux centimètres cubes de culture en eau peptonée est suivie de la formation d'une boule d'œdème qui diminue rapidement de volume par la résorption du liquide inoculé.

Au bout de quelques heures, la région inoculée augmente de volume, devient rouge, tendue, dure.

Le lendemain, son volume reste stationnaire, sa dureté s'accroît : elle s'entoure d'une auréole congestive.

Les jours suivants, sa dureté augmente, son volume diminue : la zone périphérique reprend peu à peu son aspect normal. On ne trouve pas d'engorgement ganglionnaire à la base de l'oreille.

La petite tumeur, de plus en plus dure, sans aucune réaction cutanée, se résorbe très lentement. Elle a encore au bout d'un mois le volume d'un pois : c'est à ce moment une petite masse très dure, roulant sous le doigt, absolument indépendante de la peau et du cartilage.

Elle ne se résorbe guère complètement qu'au bout de deux mois à deux mois et demi. A ce moment, il n'est plus possible, par l'examen le plus attentif, de reconnaître le lieu de l'inoculation.

Dans quelques cas, toujours à la suite d'une blessure accidentelle, ou lorsque des ponctions trop répétées avaient amené une petite ulcération, la tuméfaction se vide de son contenu ; il existe alors à sa place une ulcération à bords un peu décollés, à fond plat, qui ne suppure pour ainsi dire pas, se recouvre d'une croûtelle et guérit sans laisser de cicatrice appréciable, plus vite que ne se serait résorbé le nodule d'inoculation.

Dans tout le cours de cette évolution, la température ne varie pas. Le poids de l'animal baisse parfois au début, le plus souvent reste stationnaire ou augmente.

Nous avons établi la description précédente en analysant plusieurs expériences. Toutes concordent, à quelques détails près : aussi, n'en allons-nous rapporter qu'une seule.

Exp. 1. — Un lapin, du poids de 3 kilog. 260, reçoit sous la peau de l'oreille, le 19 juillet, un peu plus d'un centimètre cube d'eau peptonée contenant une culture jeune (8 jours) abondante d'actinomyces.

Il se forme immédiatement une boule d'œdème de la largeur d'une pièce de un franc environ.

Une heure après, la boule d'œdème a beaucoup diminué : une ponction faite au centre de la tuméfaction permet de retirer un liquide clair où l'examen microscopique montre de nombreux filaments actinomycosiques, mais ni éléments cellulaires, ni fibrine.

Deux heures après, l'œdème a encore diminué. L'examen microscopique du liquide ponctionné montre un très petit nombre d'éléments cellulaires à savoir quelques polynucléaires et quelques globules rouges.

Cinq heures après, l'œdème a beaucoup augmenté. La peau est tendue, soulevée par une collection dure, rénitente. La ponction donne issue à un liquide trouble contenant de nombreux polynucléaires, quelques globules rouges et quelques grandes cellules mononucléaires.

Le 20 juillet, vingt-quatre heures après, l'œdème n'a pas augmenté. La tuméfaction est dure, elle est entourée d'une auréole congestive de plus d'un centimètre de diamètre.

La ponction donne issue à une masse blanchâtre semi-liquide où l'on trouve quelques polynucléaires, quelques lymphocytes et un grand nombre de grands mononucléaires.

Le 21. — Le nodule est aussi volumineux, la peau est tendue, sa coloration jaunâtre contraste avec la couleur violacée de la zone périphérique très congestionnée.

Par la ponction, on retire une masse blanchâtre, épaisse, contenant à côté de quelques polynucléaires et globules rouges un grand nombre de mononucléaires.

L'animal, très bien portant, pèse 3 kilog. 090.

Le 25. — La tuméfaction, moins volumineuse, est toujours très dure : elle contient un magma blanchâtre dont l'examen microscopique donne le même résultat que celui des deux précédentes ponctions.

Le 27. — L'animal pèse 3 kilogr. 120. Même aspect des lésions.

Le 5 août. — La tumeur est dure, bosselée. Il n'y a plus aucune réaction cutanée : la zone congestive périphérique a complètement disparu. Il est impossible par la ponction de retirer quoi que ce soit.

On ne note aucune réaction ganglionnaire à la base de l'oreille.

Le 18, un mois après l'inoculation : l'animal pèse 3 kilogr. 200. La tuméfaction a diminué de moitié. Il persiste une nodosité sous-cutanée sans aucune réaction inflammatoire voisine, mobile sous la peau et sur les plans sous-jacents, du volume d'un pois environ.

Le 23. — L'animal pèse 3 kilogr. 320. La tumeur est enlevée pour l'examen histologique.

Examen histologique. — La tumeur a été fixée dans l'alcool, incluse à la paraffine.

Les coupes ont été colorées à l'hématoxyline-éosine, au bleu de méthylène-éosine et à l'orcéine.

L'ensemble de la préparation donne l'impression d'un abcès situé dans l'épaisseur de l'oreille entre la peau et le cartilage, l'une et l'autre absolument normaux.

Le centre de cet abcès est constitué par des leucocytes polynucléaires dégénérés et des cellules épithélioïdes volumineuses colorées en rouge par l'éosine, certaines contenant des blocs hyalins.

La paroi de la collection se continue sans transition brusque avec la partie centrale. A la limite de ces deux zones, on voit de place en place des cellules géantes typiques : certaines renferment au centre des débris parasitaires; certaines ont phagocyté des polynucléaires. La paroi elle-même est constituée par de grandes cellules mononucléées, épithélioïdes, qui se présentent sous des aspects un peu différents : les unes, dont le noyau à peu près arrondi occupe presque le centre de la cellule, ont un protoplasma homogène, non granuleux, plus ou moins bien teinté en rose par l'éosine : elles constituent la majorité. A côté se voient des cellules plus grandes, également mononucléées, dont le protoplasma est beaucoup moins dense, moins bien limité, et plus vivement coloré par l'éosine : certaines contiennent des débris noirâtres très petits, disséminés dans le protoplasma ou répartis dans des vacuoles. On note, par endroits, quelques cellules géantes avec leur couronne de noyaux. On aperçoit, entre ces cellules, quelques fibres du tissu conjonctif et quelques lymphocytes.

La partie externe de la paroi ne présente pas de limite nette : elle est formée uniquement par le tassement des fibres musculaires et conjonctives de l'oreille. Entre ces fibres, on aperçoit de place en place quelques rangées de cellules mononucléées et de très rares cellules géantes. Au-delà, les différentes parties de l'oreille reprennent leur aspect normal.

En aucun point, les vaisseaux ne présentent la moindre lésion.

Seules, quelques veines sont entourées d'un manchon de lymphocytes.

Nous avons décrit tout au long cette observation parce qu'elle nous paraît constituer le type de l'évolution habituelle des lésions qu'on observe lorsqu'on a inoculé sous la peau de l'oreille du lapin de l'actinomyces vivant.

Suivant que l'ablation de l'oreille est plus précoce ou plus tardive, on observe dans les lésions quelques différences.

C'est ainsi que sur les coupes d'une lésion datant de trois semaines, nous avons trouvé quelques cellules épithélioïdes qui gardaient une coloration bleue du protoplasma après coloration au bleu de méthylène-éosine.

Par contre, si l'ablation de l'oreille est faite beaucoup plus tard, on assiste à la formation d'un tissu fibreux qui remplace les lésions antérieures dont on ne retrouve plus la moindre trace.

En résumé, l'injection sous-cutanée de culture jeune d'actinomyces en eau peptonée donne les réactions suivantes :

Quelques heures après l'injection, il se forme une tuméfaction dure qui, après quelques heures d'augmentation, reste stationnaire pour ne diminuer ensuite que très lentement, et n'aboutir à la guérison qu'au bout de deux mois et demi à trois mois.

Constituée au début par une invasion de polynucléaires avec lésions congestives périphériques, cette réaction se manifeste surtout ensuite par la présence de leucocytes mononucléaires, se transformant en cellules épithélioïdes et géantes dont les caractères sont les mêmes que ceux des cellules décrites par Unna dans les lésions actinomycosiques.

Les vaisseaux ne présentent aucune lésion dans tout le cours de cette évolution qui se termine par la *restitutio ad integrum* de la région inoculée.

§ 2. — **Injection intra-trachéale.**

L'injection intra-trachéale de culture d'actinomyces vivant nous a donné des résultats absolument superposables à ceux que nous avons obtenus par l'injection sous-cutanée, à cette différence près que les lésions évoluent beaucoup plus vite dans le poumon que sous la peau : ceci ne saurait nous surprendre ; l'étude de l'anatomie pathologique de l'actinomycose nous a montré que les parenchymes offraient au développement de l'actinomyces une résistance proportionnelle à leur vascularisation, au lieu que le tissu cellulaire est son terrain de prédilection.

Quoi qu'il en soit, dans la plupart de nos expériences, l'évolution complète des lésions nous paraît terminée au bout de trois semaines.

Nous avons suivi cette évolution en inoculant approximativement la même quantité d'actinomyces à une série de lapins que nous avons successivement sacrifiés au bout de 2, 4, 6, 8, 10, 15 et 20 jours.

Voici un exemple des résultats que nous avons obtenus sur une série de cinq lapins.

Cinq lapins reçoivent le 22 juillet dans la trachée

chacun deux centimètres cubes d'eau peptonée contenant une culture d'actinomyces âgée de quinze jours.

L'injection est poussée lentement, après trachéotomie, et au moyen d'une petite canule de cinq centimètres enfoncée dans le bout inférieur de la trachée.

A la suite de cette injection, ils ne présentent les uns et les autres aucun trouble apparent.

Exp. 2. — Le premier est sacrifié au bout de deux jours, le 24 juillet.

Son poids était le 22 de 2 kilog. 480.
— 24 de 2 — 500.

Macroscopiquement la trachée était rouge. Les poumons étaient congestionnés surtout à la base droite où la palpation révélait plusieurs petits noyaux durs intrapulmonaires.

L'examen histologique montre des lésions limitées formant des îlots péribronchiques.

Dans les régions atteintes, bronches et alvéoles sont remplis de polynucléaires auxquels se mêlent, par places, quelques cellules épithéliales desquamées. Il n'y a nulle part de réseau fibrineux.

A la périphérie des noyaux péribronchiques, existe une congestion intense avec, par endroits, hémorrhagie intraalvéolaire. Il existe une abondante infiltration de cellules embryonnaires autour des vaisseaux, et particulièrement des veines.

Exp. 3. — Le deuxième est sacrifié au bout de quatre jours, le 26.

Son poids était le 22 de 1 kilog. 810.
— 26 de 1 — 710.

A l'autopsie. — Les deux poumons paraissent atteints. Le poumon gauche est très congestionné : il est parsemé de saillies blanchâtres de la grosseur d'un grain de chénevis ou un peu plus, dont la coloration tranche sur le fond rose du lobe supérieur, sur le fond rouge sombre du lobe inférieur.

Le poumon droit est aussi très fortement congestionné, et son lobe inférieur qui paraît le plus atteint, forme un bloc qui ne s'affaisse pas.

L'examen histologique montre des lésions groupées en îlots sous-pleuraux, et surtout intrapulmonaires. Chaque îlot est formé d'un groupe d'alvéoles : ces îlots sont de taille différente, quelques-uns centrés par une bronche.

La majorité des cavités bronchiques sont vides : quelques-unes contiennent des cellules volumineuses plurinucléaires, absolument analogues aux cellules qui figurent sur les planches annexées au travail de Pawlowski et Maksutow sur la phagocytose dans l'actinomycose (*Annales de l'Institut Pasteur*, 1893).

Il existe une énorme infiltration embryonnaire péribronchique, périveineuse et interstitielle. Les parois alvéolaires sont épaisses. Les vaisseaux gorgés de sang sont rompus, et les hémorrhagies intraalvéolaires forment en certains points des nappes assez étendues. Dans les alvéoles remplis de cellules, on distingue quelques lymphocytes et un assez grand nombre de polynucléaires ; mais beaucoup de ceux-ci sont en dégénérescence, plusieurs sont nettement phagocytés par des cellules mononucléées.

En effet, l'immense majorité des cellules qui remplissent les alvéoles, sont de grandes cellules mononucléées dont le noyau très bien coloré et muni généralement d'une nucléole plus vivement teinté est le plus souvent périphérique. Le protoplasma est abondant, ses bords sont généralement assez nets. Beaucoup de ces cellules contiennent des débris parasitaires, quelques-unes paraissent contenir dans des vacuoles des polynucléaires.

Exp. 4. — Le troisième lapin est sacrifié au bout de huit jours, le 30 juillet.

Son poids était le 22 de 3 kilog. 160.
— 30 de 3 — 250.

A l'autopsie. — Les deux poumons paraissent malades. Le poumon droit est rouge à la partie inférieure. Mais le lobe inférieur du poumon gauche, d'un rouge violacé, paraît beaucoup plus atteint. A la palpation, on sent une résistance en masse, mais pas de noyau induré.

L'examen histologique montre une congestion intense ayant abouti, par endroits, à de véritables petites hémorrhagies souspleurales. Les cavités bronchiques sont vides.

Autour des bronches et des vaisseaux se voient des amas de lymphocytes. Au centre de l'un deux, on trouve une cellule géante.

On voit de véritables nodules formés de la façon suivante : à la périphérie des alvéoles bourrés de lymphocytes infiltrant leurs parois, au centre, un énorme amas de grandes cellules mononucléées à protoplasma peucoloré, contenant des inclusions cellulaires, et à contour un peu flou : entre elles, on distingue des parois alvéolaires avec quelques lymphocytes. En plusieurs points, on voit dans ces parois des vaisseaux gorgés de leucocytes polynucléaires.

Exp. 5. — Le quatrième lapin est sacrifié le quatorzième jour, le 5 août.

Il pesait le 22 juillet, 2 kilog. 060.

— 5 août, 2 — 150.

Autopsie. — Seul paraît malade le lobe inférieur du poumon gauche. On sent à la palpation un tout petit noyau dur.

Histologiquement les lésions se caractérisent surtout par une abondante infiltration lymphocytique. Au milieu de cette infiltration, on distingue encore par places quelques amas de cellules épithélioïdes. Sur une des coupes, on voit au bord d'un amas lymphocytique une cellule géante au voisinage d'un vaisseau gorgé de globules rouges.

Exp. 6. — Le cinquième lapin est sacrifié le vingtième jour.

Il pesait au début 2 kilog. 350.

— le 20e jour 2 kilog. 300.

Autopsie. — Macroscopiquement les poumons paraissent sains. Au miscroscope, on trouve par place de l'épaississement des parois alvéolaires : quelques vaisseaux sont entourés de lymphocytes.

En résumé, l'injection intratrachéale unique, nous donne les lésions suivantes, qui évoluent en une quinzaine de jours.

Immigration abondante de leucocytes polynucléaires, puis apparition de cellules épithélioïdes qui, en général, ne se colorent pas en bleu comme les cellules de Unna, présence exceptionnelle de cellules géantes, congestion intense au pourtour des lésions : pas d'inflammation vasculaire ; retour à l'état normal au bout de trois semaines environ.

Dans ces deux séries d'expériences, l'inoculation de l'actinomyces nous a donné des lésions qui, à leur période d'état, reproduisent l'aspect classique des lésions actinomycosiques. Une seule différence est à noter : à savoir, le peu d'aptitude des cellules épithélioïdes des lésions expérimentales à garder la coloration bleue particulière aux cellules de Unna. Cette différence s'explique, pensons-nous, par la rapidité de l'évolution. L'aptitude à rester colorées par le bleu de méthylène ne s'observe que momentanément pour les cellules épithélioïdes dans les cas d'actinomycose, et surtout dans les cas invétérés : en particulier, dit Unna, dans les trajets fistuleux.

Nous ferons remarquer également que dans tous nos cas, la première réaction s'est manifestée par un afflux de leucocytes polynucléaires, l'opinion classique est que ces leucocytes n'apparaissent qu'à la période ultime de la dégénérescence du nodule actinomycosique.

Nous avons volontairement négligé de noter dans nos observations l'état du mycelium actinomycosique et son englobement par les leucocytes mononucléaires, les réactions cellulaires nous intéressant seules dans ce travail.

CONCLUSION

Par l'inoculation sous-cutanée ou intratrachéale d'actinomyces vivant, on reproduit chez le lapin des lésions passagères qui présentent à un moment donné les caractères particuliers décrits dans les lésions actinomycosiques spontanées.

CHAPITRE III

Etude de la toxicité du bouillon de culture.

L'injection de cultures vivantes d'actinomyces produit des lésions. Il est donc indispensable de savoir quelle est, dans la pathogénie de ces lésions, la part respective du parasite lui-même et du liquide dans lequel il a cultivé.

Aussi, avons-nous recherché avec soin si l'actinomyces abandonnait dans le liquide où il cultive des produits solubles toxiques.

Avant nous, cette recherche avait déjà été faite par Deléarde (1), qui en indique dans sa thèse les résultats. Cet auteur opérait avec des cultures d'actinomyces en bouillon glycériné, âgées de un mois. Après les avoir filtrées, il injectait le bouillon glycériné à des lapins ou à des cobayes par voie sous-cutanée, péritonéale ou intraveineuse.

Ses expériences lui donnèrent les résultats suivants :

L'injection sous-cutanée de dix centimètres cubes provoque chez le lapin une réaction thermique. Le cobaye ne paraît nullement incommodé par l'injection sous-cutanée de la même dose.

Les injections par voie veineuse ne furent suivies d'aucun résultat.

(1) Deléarde. *De l'actinomycose humaine*. Th. de Lille, 1895-96.

Par contre, l'injection intrapéritonéale amena la mort par cachexie de six cobayes sur six inoculés.

En résumé :

Elévation thermique chez le lapin à la suite de l'injection sous-cutanée de bouillon glycériné.

Mort par cachexie des cobayes inoculés dans le péritoine.

Nous avons refait les expériences de Deléarde sur le lapin et sur le cobaye.

Nous avons expérimenté avec les liquides filtrés sur bougie de porcelaine :

1° De cultures d'actinomyces en bouillon de pomme de terre ;

2° De cultures d'actinomyces en eau peptonée.

Chez le lapin, nous avons injecté :

Sous la peau de cinq à quarante centimètres cubes ;

Dans la trachée cinq centimètres cubes ;

Dans le péritoine de cinq à trente centimètres cubes.

Nous n'avons observé chez nos animaux ni réaction thermique, ni amaigrissement ; à l'autopsie, nous n'avons trouvé aucune lésion.

Nous n'avons donc pas obtenu l'élévation de température qui, d'après Deléarde, suit l'injection sous-cutanée de dix centimètres cubes de culture filtrée d'actinomyces en bouillon glycériné.

Chez le cobaye, nous n'avons rien obtenu par injection sous-cutanée ; mais nous avons surtout insisté sur la voie péritonéale, en raison de ce fait que Deléarde avait obtenu la mort par cachexie de six cobayes sur six inoculés. Nous avons fait plusieurs fois cette expérience. Nous avons injecté dans le péritoine de nos cobayes du bouillon de pomme de terre filtré dans lequel l'actinomyces avait cultivé pendant un mois à six semaines, à doses progressivement croissantes, ou à des doses massives d'emblée, jusqu'à soixante centimètres cubes en deux jours sans qu'aucun des cobayes inoculé ait succombé. Quelques-uns ont momentanément maigri, mais au bout de quatre à cinq jours au plus, tous avaient repris leur état normal. Ceux que nous avons sacrifiés ne présentaient aucune lésion.

Nous concluons de ces expériences qu'il nous a été impossible de trouver dans les cultures filtrées d'actinomyces un produit toxique capable de déterminer des lésions, ni même des troubles. Cette opinion est opposée à celle de Deléarde qui avait obtenu chez l'animal tantôt une élévation thermique, tantôt de la cachexie, deux phénomènes qui ne sont nullement l'un et l'autre dans les allures classiques de l'actinomycose.

CONCLUSION

Il ne semble pas que l'actinomyces abandonne dans les milieux usuels de culture de produit soluble toxique spécifique.

CHAPITRE IV

Étude des lésions produites par l'inoculation aux animaux de cultures d'actinomyces tué par la chaleur.

En présence du résultat absolument négatif que nous avait donné la recherche de produits solubles toxiques dûs à l'actinomyces, nous avons recherché si les corps microbiens tués par la chaleur, étaient capables de produire des lésions analogues à celles que produit l'actinomyces vivant.

Dans ce but, nous avons refait avec des cultures d'actinomyces tué par la chaleur les mêmes expériences que nous avions faites avec des cultures vivantes.

Nos cultures, en eau peptonée, étaient portées à 100° pendant trois quarts d'heure, puis injectées soit dans le tissu cellulaire sous-cutané de l'oreille du lapin, soit dans la trachée, après trachéotomie, d'où deux séries d'expériences desquelles nous extrayons les suivantes.

§ Ier. — Inoculation sous-cutanée.

L'inoculation sous-cutanée de un à deux centimètres cubes de culture d'actinomyces stérilisée par la chaleur, faite sous la peau de l'oreille du lapin, donne naissance à une boule d'œdème qui, très rapidement, se résorbe presque complètement.

Sept ou huit heures après l'injection, se forme au siège de la piqûre, une tumeur plus ou moins saillante et assez dure, entourée d'une zone congestive. Cette tuméfaction, après une très courte phase de progression, reste stationnaire puis s'indure. N'adhérant ni à la peau ni au cartilage, elle forme une masse dure, mobile, bien limitée, qui ne s'accompagne d'aucune réaction ganglionnaire. Elle diminue très lentement et disparaît peu à peu sans laisser de traces, au bout de deux mois environ.

Pendant toute cette évolution, les animaux ne présentent jamais ni élévation thermique ni amaigrissement notable.

Nous donnons ci-dessous, comme exemple, le protocole d'une expérience :

Exp. 7. — Le 19 *septembre*, un lapin du poids de 2 kilog. 340 reçoit sous la peau de l'oreille un centimètre cube d'une culture d'actinomyces en eau peptonée. Cette culture datant de dix jours a été préalablement portée à 100° pendant trente-cinq minutes.

L'injection détermine la formation d'une boule d'œdème du diamètre d'une pièce de un franc environ.

Une heure après, l'œdème est plus mou. La ponction pratiquée avec une fine pipette donne issue à un liquide clair contenant uniquement des filaments mycéliens

Six heures après, l'œdème a presque complètement disparu. Une ponction ramène difficilement un peu de liquide clair dans lequel l'examen microscopique montre, à côté de quelques globules rouges, un certain nombre de leucocytes polynucléaires.

Le lendemain, 20 *septembre*, le lieu de l'injection est le siège d'un œdème assez considérable. La peau est chaude et rouge : cette rougeur violacée s'étend au-delà de la tuméfaction sur plus d'un centimètre d'étendue. La ponction ramène un liquide trouble où, à côté de filaments actinomycosiques se voient de nombreux polynucléaires et quelques grands mononucléaires : on voit aussi quelques globules rouges.

Deux jours après, 21 *septembre*, la tuméfaction est circonscrite : elle mesure environ un centimètre de long sur six à sept millimètres de large, allongée dans le sens de la piqûre. Elle est très dure, entourée d'une zone congestive sans limite très nette.

Une ponction donne issue difficilement à un liquide blanchâtre dont l'examen montre l'existence de polynucléaires dégénérés et de mononucléaires.

Le 25 *septembre*, la tuméfaction présente des limites très nettes. La ponction donne issue à une matière blanchâtre composée presque uniquement de cellules mononucléées avec des débris de polynucléaires, beaucoup contenus à l'intérieur de vacuoles dans le protoplasma des cellules mononucléées.

L'animal pèse 2 kilog. 360.

Le 5 *octobre*, seize jours après l'injection, la tumeur est plus petite. La peau, à son niveau, est normale, sans rougeur ni ulcération. La tumeur est mobile sous la peau et sur le cartilage. Il n'existe pas de ganglions à la base de l'oreille.

Le 18. — Le lapin pèse 2 kilog. 250. La petite tumeur est très dure : elle adhère un peu à la peau, sans qu'il y ait à ce niveau aucune réaction inflammatoire.

Le 23, trente-cinq jours après l'inoculation, la tumeur est enlevée pour l'examen microscopique.

Examen microscopique. — La tumeur est formée d'une partie centrale et d'une couche externe.

La partie centrale est formée presque uniquement de débris de leucocytes polynucléaires avec quelques globules rouges et de cellules épithélioïdes d'autant plus nombreuses qu'on s'éloigne du centre de la lésion. Au centre même, sur une des préparations, se trouve un vaisseau qui, bien que plongé au milieu de leucocytes polynucléaires, paraît absolument normal. Sa cavité contient quelques leucocytes.

Cette partie centrale se continue progressivement avec la zone externe, dont la périphérie est limitée d'un côté par la peau, de l'autre par du tissu conjonctif tassé au-devant du cartilage.

Beaucoup plus épaisse du côté de la peau, elle est formée presque uniquement par de grandes cellules mononucléées, d'aspect épithélioïde. Quelques-unes, dont le protoplasma est parfaitement homogène, ont ce protoplasma coloré en bleu. Mais, presque toutes sont plus ou moins bien colorées par l'éosine, avec des vacuoles incolores.

Au milieu d'elles, se voient quelques grandes cellules polynucléaires n'ayant pas exactement l'aspect de cellules géantes, et montrant au sein de leur protoplasma des débris plus ou moins volumineux de polynucléaires. Par contre, on trouve, quoique très rares, quelques vraies cellules géantes avec leur couronne ou leur croissant de noyaux : elles paraissent moins volumineuses qu'on n'a coutume de les voir dans les lésions tuberculeuses.

Si nous ajoutons que dans les lésions plus anciennes, on assiste à la transformation fibreuse du nodule, nous voyons que les lésions obtenues sont absolument superposables aux lésions que nous avait montrées l'inoculation sous-cutanée d'actinomyces vivant. Dans l'un comme dans l'autre cas, la réaetion débute par un afflux de polynucléaires auxquels succèdent des mononucléaires qui se transforment en cellules épithélioïdes et géantes sans que, pendant tout le cours de l'affection, les vaisseaux présentent aucune lésion.

§ 2. — Injection intra-trachéale.

Comme pour l'étude de l'action de l'actinomyces vivant, nous avons injecté par voie trachéale à des séries de lapins des cultures d'actinomyces en eau peptonée, soumises préalablement pendant vingt-cinq à quarante minutes à une température de 100°.

Les lapins étaient ensuite sacrifiés successivement et leurs poumons examinés.

Nous allons rapporter une de nos séries d'expériences.

Le 2 juillet, quatre lapins reçoivent chacun dans la trachée deux centimètres cubes d'une culture d'actinomyces en eau peptonée datant de 10 jours, et qui a été soumise pendant vingt-cinq minutes à une température de 100°.

Exp. 8. — Le premier lapin est sacrifié le deuxième jour.

Il pesait le 2 juillet, 3 kilogr. 020.
— 4 — 3 — 080.

Autopsie. — Dès l'ouverture du thorax, les poumons, volumineux, ne s'affaissent pas.

Le poumon droit paraît très congestionné, surtout en deux points : à la partie postéro-inférieure du lobe inférieur et à la base du lobe supérieur. En ces points, la couleur est presque violacée.

Le poumon gauche est aussi très congestionné, surtout dans son lobe supérieur.

L'examen microscopique montre des lésions groupées en îlots. Ces îlots sont formés d'une série d'alvéoles groupés ou non au voisinage d'une bronche.

Les bronches sont remplies de leucocytes polynucléaires avec, parfois, quelques globules rouges. Leur paroi est normale.

Les alvéoles, au centre des lésions, sont remplis de leucocytes polynucléaires auxquels se mêlent par places quelques mononucléaires. D'autres alvéoles sont remplis de grands mononucléaires, certains d'une quantité à peu près égale de ces deux variétés de cellules ; enfin, quelques alvéoles sont remplis de sang.

Les vaisseaux sont gorgés de sang : autour d'eux, et surtout autour des veinules, on note un épais manchon de lymphocytes.

Exp. 9. — Le deuxième lapin est sacrifié le quatrième jour.

Il pesait le 2 juillet, 2 kilogr. 100.
— 6 — 1 — 970.

Autopsie. — On note une congestion intense des deux poumons, surtout marquée au niveau des lobes inférieurs, et particulièrement du lobe inférieur droit.

Par la palpation, on sent une quantité de petites nodosités superficielles et profondes, donnant à la main la sensation de gros tubercules miliaires.

Sur les coupes, les lésions sont groupées en îlots disséminés dans le parenchyme.

Dans les bronches, dont la paroi est normale, on aperçoit quelques polynucléaires.

Les vaisseaux, gorgés de sang, sont, par places, rompus dans les alvéoles. Autour des vaisseaux, et dans nombre d'alvéoles, se voit une énorme infiltration de lymphocytes. D'autres alvéoles sont uniquement remplis de cellules épithélioïdes.

Dans ce cas, nous devons noter une lésion un peu spéciale. En plusieurs points se voient autour des bronches, des nodules formés d'un mélange de cellules épithélioïdes et fusiformes. A leur niveau, la structure du poumon est difficilement reconnaissable sur les coupes non colorées à l'orcéine, et la lésion rappelle par plus d'un point, l'aspect du sarcome fuso-cellulaire.

Exp. 10. — Un troisième lapin est sacrifié au bout de 8 jours.
Il pesait le 2 juillet, 2 kilogr. 800.
— 10 — 2 — 700.

A l'autopsie. — Seul le lobe inférieur droit paraît lésé. Il est volumineux, congestionné et résistant au doigt.

A l'examen histologique, on note les lésions suivantes :

Les bronches sont normales, leur cavité ne contient aucun élément. Les vaisseaux sont normaux : les veinules sont entourées de nombreux lymphocytes.

Les lésions sont groupées en îlots formés de groupes d'alvéoles contenant les uns des lymphocytes, les autres des cellules épithélioïdes. Celles-ci sont particulièrement nombreuses, en général bien colorées ; quelques-unes moins bien colorées sont creusées de vacuoles.

En deux points, on reconnait des cellules géantes : dans l'un, environnées de lymphocytes, dans l'autre de cellules épithélioïdes.

Exp. 11. — Le quatrième lapin est sacrifié au bout de quinze jours.

Il pesait le 2 juillet, 3 kilogr. 050.
— 17 — 3 — 220.

A l'autopsie, le lobe inférieur du poumon gauche paraît seul malade.

L'examen histologique montre que les lésions sont constituées d'une part par d'assez nombreuses hémorrhagies, d'autre part par des amas de lymphocytes. Au milieu de ces amas, on voit, par places, soit une cellule géante, soit quelques cellules épithélioïdes.

Les résultats de cette série d'expériences nous permettent d'affirmer que l'injection au lapin d'une culture d'actinomyces tué par la chaleur produit des lésions.

Les lésions sous-cutanées débutent généralement huit à dix heures après l'injection : elles sont constituées au début par une invasion de polynucléaires : à ceux-ci, succèdent de grandes cellules mononucléées.

A l'état de complet développement, le nodule ainsi formé est constitué par des débris de polynucléaires, des cellules épithélioïdes et des cellules géantes. Bien qu'il existe une forte infiltration lymphocytaire périveineuse, les vaisseaux ne présentent aucune lésion. Ces lésions évoluent vers la guérison qui se produit au bout de deux mois environ par la *restitutio ad integrum* des tissus atteints.

Les lésions pulmonaires évoluent beaucoup plus vite, en une vingtaine de jours environ, elles sont absolument superposables aux lésions produites par l'actinomyces vivant. Notons seulement qu'avec l'actinomyces tué par la chaleur, les lésions débutent plus tardivement et guérissent plus vite : la différence toutefois entre les deux cas est minime.

De ces considérations, nous pouvons logiquement déduire que la cause des lésions est identique dans les deux cas. Cette cause toxique, commune à l'actinomyces vivant et à l'actinomyces tué par la chaleur et ne diffusant pas dans le milieu de culture, doit donc être contenue dans le cops microbien.

CONCLUSION

L'inoculation au lapin d'actinomyces tué par la chaleur, produit des lésions qui sont absolument superposables aux lésions que produit l'inoculation de l'actinomyces vivant.

CHAPITRE V

Les toxines de l'actinomyces adhérentes au corps microbien. — L'éthéro actinomycétine.

Nous allons rapporter maintenant les expériences que nous avons faites pour extraire des corps microbiens une substance active capable de reproduire les lésions actinomycétiques.

Technique. — La technique à laquelle nous nous sommes arrêté après plusieurs essais est la suivante :

Notre culture originelle était une culture sur pomme de terre. Sur ce milieu l'actinomyces pousse bien, donnant une culture d'aspect cérébroïde, blanc grisâtre, puis brune, puis noirâtre, qui se recouvre plus tard d'un feutrage blanchâtre formé de spores, ou tout au moins, de formes de résistance.

Nous prélevions sur cette culture encore blanc grisâtre, c'est-à-dire datant de six à huit jours, une petite quantité d'actinomyces que nous ensemencions dans des ballons de bouillon de bœuf à la pomme de terre.

Ce bouillon est formé de bouillon habituel salé peptonisé et alcalinisé dans lequel on fait macérer pendant trois quarts d'heure à l'autoclave à 115° des pommes de terre, à raison de trois cents grammes de pommes de terre pour un litre de bouillon. Puis on filtre sur papier

Chardin mouillé, on répartit en ballons de deux cent cinquante centimètres cubes, qu'on stérilise. On laisse reposer quelque temps : on a alors un milieu transparent qui est, de tous ceux que nous avons essayés, celui qui nous a donné les meilleurs résultats.

Les ballons ensemencés sont portés à l'étuve entre 32° et 35° : c'est la température à laquelle il nous a paru que les cultures poussaient le plus vite, et qu'elles devenaient le plus abondantes.

L'actinomyces y pousse à la partie inférieure du ballon sous forme de petits grains isolés qui, à mesure qu'ils grossissent, prennent des contours plus flous et s'entourent d'une sorte d'enveloppe d'apparence gélatineuse.

Au bout de cinq à six semaines, les cultures peuvent être utilisées. A ce moment, on les filtre sur papier. La filtration se fait très lentement. Le contenu du filtre est lavé à plusieurs reprises à l'eau distillée, pour enlever autant que possible les dernières traces de bouillon.

Puis le filtre et son contenu sont mis à macérer dans l'éther. Les manipulations sont exactement les mêmes quel que soit le dissolvant choisi : nous avons employé de la même façon la benzine et le chloroforme. Mais nous ne voulons rapporter ici que ce qui a trait à l'extrait éthéré.

On laisse la macération se faire pendant deux à quatre jours au minimum. Puis on filtre sur bougie de porcelaine et on recueille l'éther.

Comme nous nous servions pour la macération de grandes quantités d'éther, il nous fallait, pour rendre plus maniable notre solution, la concentrer. Pour ce, nous distillions notre solution éthérée jusqu'à n'avoir plus qu'environ vingt centimètres cubes de solution éthérée pour une manipulation qui portait sur quarante à cinquante ballons de culture. Nous nous étions assurés au préalable que notre extrait n'était pas volatil à la température d'ébullition de l'éther.

Par ces manipulations, nous obtenions une solution éthérée, relativement concentrée, de couleur jaune que nous conservions dans des flacons bouchés à l'émeri.

Au moment de nous en servir, nous versions dans un verre de montre préalablement taré une certaine quantité de solution éthérée. L'éther, s'évaporant, laissait déposer une substance qui était un extrait éthéré des filaments actinomycosiques, si toutefois aucune cause d'erreur n'était venue vicier nos expériences.

Contrôle. — La grosse cause d'erreur que nous cherchions à éviter était l'introduction soit dans le liquide de culture, soit dans l'éther, d'une substance soluble dans l'éther, et surtout d'une matière grasse, puisque ces toxines que nous recherchions, si elles ne sont pas elles-mêmes des graisses ou des acides gras, sont du moins intimement annexées aux graisses microbiennes.

Aussi avons-nous fait plusieurs fois l'expérience suivante.

Nous avons filtré sur papier du bouillon de pomme de terre ; après avoir lavé le filtre, nous l'avons mis à macérer dans l'éther : nous avons ensuite filtré l'éther sur le même filtre de porcelaine qui devait nous servir à l'obtention de nos extraits éthérés.

L'éther filtré, distillé, évaporé ensuite jusqu'à siccité, ne nous a donné aucun résidu.

Nous croyons donc légitime de conclure que si, en opérant de même avec une culture d'actinomyces, nous obtenons après distillation de l'éther un résidu, cette substance résiduale *provient bien des corps microbiens*, et ne peut provenir que d'eux.

L'Extrait éthéré que nous obtenions par les manipulations précédentes, est une substance jaune, onctueuse au toucher, d'une odeur empyreumatique très désagréable. En solution dans l'éther, elle a une couleur jaune, et son odeur très forte se reconnait encore parfaitement, malgré l'odeur pénétrante de l'éther.

Insoluble dans l'eau distillée, il ne peut y être émulsionné ; mais cette émulsion devient possible si on ajoute à l'eau distillée des traces de potasse, de soude ou de carbonate de soude.

En pratique, nous nous servions d'une goutte de soude à 1/6 pour un verre de montre. L'extrait éthéré est facilement soluble dans l'huile de vaseline.

Etendu sur une lame, il se colore par le Ziehl, et cette coloration résiste à l'action des acides forts.

Pour étudier l'action de cet extrait éthéré sur les animaux, nous avons, comme pour l'actinomyces vivant et mort, utilisé deux modes d'inoculation : la voie sous-cutanée et la voie trachéale. Nous allons rapporter en partie ces deux séries d'expériences.

Inoculation sous-cutanée. — Nous avons injecté sous la peau de l'oreille du lapin des doses variables d'extrait éthéré. La dose moyenne que nous avons injectée était d'environ un centigramme d'extrait éthéré. Cette dose doit correspondre à peu près à la quantité d'extrait recueilli dans deux ballons de culture de deux cent cinquante centimètres cubes : c'est donc déjà une dose assez forte : aussi obtenions-nous des réactions beaucoup plus vives que par l'injection de microbes morts. Le schéma de la réaction était pourtant identique.

Le voici :

Aussitôt après l'injection, le liquide se résorbe rapidement. Puis, au bout de quelques heures, quatre à six en moyenne, une vive réaction se manifeste. Il se fait au niveau de l'injection une infiltration œdémateuse considérable qui augmente rapidement.

Le lendemain, la tuméfaction est à son apogée ; on distingue deux zones : l'une centrale, très œdématiée, tendue et rénitente, recouverte d'une peau violacée ; l'autre périphérique, où la peau est rouge, et le tissu cellulaire épaissi, peu souple, lardacé.

En général, ces phénomènes réactionnels diminuent lentement les jours suivants. L'œdème se résorbe en grande partie en commençant par la périphérie. Il se forme ainsi une petite tumeur bien limitée qui devient de plus en plus dure. Elle diminue ensuite très lentement, et il faut près de trois mois pour que sa résorption soit complète et ne laisse aucune trace appréciable.

D'autres fois, si la dose d'extrait est un peu forte, la vive réaction cutanée qui accompagne l'œdème souscutané, entraîne la formation d'une eschare assez considérable qui s'élimine lentement, laissant après sa chute une plaie presque sèche, à bords indurés et surélevés qui se répare lentement, laissant une cicatrice fibreuse. Une fois même, nous avons vu la chute de l'eschare amener la perforation de l'oreille.

Nous avons suivi, à la fois par des ponctions et sur des coupes, l'évolution cytologique de ces réactions.

L'examen des ponctions nous a toujours fait assister à la même réaction.

A partir de la troisième heure environ, apparaissent des polynucléaires. Dans les heures suivantes se mêlent à ceux-ci de très nombreuses cellules mononucléées qui deviennent de plus en plus abondantes.

Toujours dans le liquide des ponctions, nous avons trouvé une quantité de globules rouges beaucoup plus considérable que dans nos autres expériences avec les cultures d'actinomyces : ceci va bien avec l'aspect des lésions, beaucoup plus congestives que dans les deux autres ordres d'expériences.

Nous avons plusieurs fois vérifié et complété l'étude de cette évolution cytologique par l'examen histologique de l'oreille inoculée.

Voici quelques exemples de ce que nous avons constaté :

1° Deux jours après l'inoculation :

Exp. 12. — Un lapin, du poids de 1 kilog. 560, reçoit sous la peau de l'oreille droite une injection contenant 8 milligr. d'extrait éthéré en émulsion grâce à deux gouttes de soude au sixième dans un centimètre cube d'eau distillée.

La boule d'œdème se résorbe très rapidement. Cinq heures après, se forme une tuméfaction œdémateuse qui augmente rapidement.

Le lendemain, les lésions sont réparties en deux zones concentriques, allongées suivant l'axe de l'oreille. La zone centrale d'un violet noirâtre est œdématiée et comme décollée : la zone périphérique est rouge tuméfiée, sans bourrelet net, mais indurée. Il n'y a pas de ganglion à la base de l'oreille.

Le surlendemain, le lapin pèse 1 kilog. 320. La plaque est le siège d'un œdème marqué. La zone périphérique paraît moins étendue. La zone centrale présente à sa partie inférieure une petite phlyctène.

L'oreille est enlevée pour être examinée au microscope.

Examen histologique. — Les lésions sont localisées entre la peau et le cartilage ; mais, dans toute la pièce, les vaisseaux sont congestionnés, beaucoup sont entourés d'un énorme manchon de cellules rondes.

Au centre, le tissu conjonctif est dissocié par un amas de polynucléaires, quelques-uns déjà dégénérés auxquels se mêlent par places quelques mononucléaires.

2° Cinq semaines après l'inoculation :

Exp. 13. — Un lapin, du poids de 1 kilog. 675, reçoit, le 20 août, sous la peau de l'oreille, 11 milligr. d'extrait éthéré en émulsion dans un centimètre cube d'eau distillée grâce à deux gouttes de soude au sixième.

Il se forme une tuméfaction étendue qui présente l'évolution habituelle : formation de deux zones dont la périphérique congestive ne tarde pas à revenir à l'état normal, évolution d'un nodule, induré central bien limité qui régresse très lentement.

Le 27 *septembre,* il ne reste qu'une petite tumeur de la grosseur d'un pois, très dure, mobile sous la peau et sur le cartilage. On l'enlève pour en faire l'examen histologique.

Sur les coupes, on constate au centre de la tumeur une quantité de polynucléaires, la plupart dégénérés et de cellules mononucléaires ; à la périphérie des amas de cellules épithélioïdes, presque toutes bien colorées par l'éosine, quelques-unes vacuolaires et contenant des débris de polynucléaires.

On ne trouve qu'une seule cellule géante entourée d'un amas de lymphocytes sur un bord de la tumeur.

Si nous comparons ces lésions à celles que nous avons obtenues par l'injection de cultures d'actinomyces vivantes ou stérilisées, nous retrouvons toujours, à l'intensité près, les mêmes lésions : au centre, cellules polynucléaires qui témoignent du premier stade de la réaction ; à la périphérie, cellules épithélioïdes et cellules géantes. Pas de lésions vasculaires, mais abondante infiltration embryonnaire périvasculaire.

Nous allons retrouver la même analogie dans l'étude des lésions que produit l'extrait éthéré lorsqu'on l'injecte dans le poumon.

Injections intra-trachéales. — Nous ne rapporterons pas le protocole de toutes les expériences que nous avons faites. Elles ont porté sur une cinquantaine de lapins, auxquels nous avons inoculé en une seule fois des doses variant de 4 à 20 milligr. Quelle que soit la dose, les lésions sont identiques dans leur nature : seule leur étendue varie, leur évolution reste la même.

Les lésions ne portent en général que sur un ou deux lobes pulmonaires qui sont d'abord très congestionnés. Dès le second jour, la palpation y révèle des noyaux plus ou moins nombreux et plus ou moins étendus qui ont une prédilection pour les lobes inférieur et moyen, surtout du côté droit, et dont nous allons montrer l'évolution.

Vingt-quatre heures après l'inoculation :

Exp. 14. — Un lapin, du poids de 2 kilogr. 420 reçoit dans la trachée, 1 cent. cube d'eau distillée contenant en émulsion, grâce à deux gouttes de soude au sixième, 6 milligr, d'extrait éthéré.

Il est tué le lendemain.

Autopsie. — Les deux lobes inférieurs des poumons sont très congestionnés. On sent dans le lobe inférieur droit un noyau dur de la grosseur d'un pois.

L'examen histologique montre que les vaisseaux sont gorgés de sang, plusieurs rompus dans les alvéoles. Bronches et alvéoles sont remplis de leucocytes polynucléaires. Dans quelques alvéoles, on voit quelques grandes cellules mononucléées, dont le protoplasma abondant contient des débris noirâtres. A côté, se voient une ou deux grandes cellules plurinucléées vacuolaires.

Le 2e jour :

Exp. 15. — Un lapin, du poids de 1 kilogr. 700, reçoit dans la trachée un peu plus d'un cent. cube d'eau distillée avec 13 milligr. d'extrait éthéré en émulsion, grâce à deux gouttes de soude au sixième.

Le surlendemain, l'animal est tué.

Autopsie. — Le lobe inférieur droit est seul atteint. Très congestionné, il contient des noyaux disséminés que révèle la palpation.

Examen histologique. — La congestion est toujours aussi marquée. Beaucoup de veines, surtout les petites, sont entourées d'un manchon de lymphocytes. Les bronches sont remplies de cellules desquamées et de polynucléaires. La paroi des alvéoles est normale. Presque tous les alvéoles sont remplis de polynucléaires. Par places, des cellules épithélioïdes se trouvent au milieu des polynucléaires.

Toutes ces lésions sont groupées en nodules de préférence péribronchiques. Quelques-uns sont sous-pleuraux ; à leur niveau, la plèvre est congestionnée et infiltrée de cellules rondes.

Souvent, on trouve autour des bronches, un petit nodule formé de cellules fusiformes et dont l'aspect rappelle celui du sarcome fuso-cellulaire. Cette lésion que nous avons retrouvée dans plusieurs de nos expériences, et qui est des plus inconstantes, ne nous a pas paru dépendre de la dose injectée. Nous avons entrepris sur ce point une série d'expériences qui ne nous ont pas encore donné de résultat positif.

Troisième jour :

Exp. 16. — Un lapin. du poids de 2 kilogr. 320, reçoit dans la trachée, 1 cent. cube d'eau distillée, contenant en émulsion avec deux gouttes de soude au sixième, six milligr. d'extrait éthéré.

L'animal est tué le 3e jour.

L'examen histologique montre les lésions suivantes :

Les bronches sont normales, leur cavité vide.

Les vaisseaux sont distendus, presque tous entourés de lymphocytes. Les lésions alvéolaires sont réparties en plusieurs îlots. Dans ceux-ci on ne voit plus d'alvéoles uniquement remplis de polynucléaires. La majorité d'entre eux paraissent dégénérés, beaucoup sont englobés dans de grandes cellules mononucléées vacuolaires ou non. La majorité des lésions est formée par des amas de cellules épithélioïdes dont le protoplasma coloré en rose contient souvent des débris.

Au bout de huit jours :

Exp. 17. — Un lapin du poids de 1 kilog. 910, reçoit dans la trachée cinq milligrammes d'extrait éthéré en émulsion dans un centimètre cube d'eau distillée avec deux gouttes de soude au sixième.

Il est tué huit jours après.

Autopsie. — Seul le lobe inférieur droit un peu congestionné présente dans son épaisseur un petit noyau que révèle la palpation.

L'examen histologique montre les bronches normales, souvent entourées de lymphocytes, comme d'ailleurs les vaisseaux.

Les parois alvéolaires sont infiltrées de lymphocytes. Dans les alvéoles se voient bon nombre de cellules épithélioïdes entourées de lymphocytes.

En somme, les lésions paraissent en régression, nous allons voir qu'il n'en reste presque plus au bout de 12 jours.

Exp. 18. — Un lapin du poids de 3 kilog. 650, reçoit par voie trachéale un centimètre cube d'eau distillée avec deux gouttes de soude au sixième et quatorze milligrammes d'extrait éthéré.

Il est tué douze jours après, pesant à ce moment 3 kilog. 720.

Autopsie : Macroscopiquement les poumons paraissent normaux.

Histologiquement, on note une abondante infiltration lymphocytaire groupée suivant deux modes : soit autour des vaisseaux et des bronches, soit en plein parenchyme ; dans ce second cas, on trouve parfois au milieu de ces lymphoyctes quelques cellules èpithélioïdes.

Dans des examens faits ultérieurement, on ne trouve plus que des amas de lymphocytes surtout périveineux.

Si, au lieu de se borner à une seule injection, on fait des injections répétées d'extrait éthéré, ou n'aboutit qu'à des lésions plus étendues et de durée plus longue, mais de caractères absolument identiques.

Nous voyons que ces lésions sont absolument comparables aux lésions produites par l'inoculation de microbes morts, avec cette restriction que nous n'avons pas obtenu de cellules géantes. Ces lésions, nous les rapportons à l'action de l'extrait éthéré de l'actinomyces : l'éthéro-actinomycétine.

Une seule objection peut nous être faite : elle tient à la présence dans le liquide injecté de la soude dont nous nous servions pour émulsionner notre extrait : il est vrai que nous nous servions de doses minimes : deux gouttes au maximum d'une solution au sixième pour un centimètre cube. Aussi, avons-nous fait plusieurs expériences de contrôle en inoculant par voie sous-cutanée ou trachéale des solutions de soude. Ces expériences nous ont montré que jamais à la dose où nous l'employions, la soude ne pouvait produire la moindre lésion, et nous nous considérons donc comme parfaitement fondés à ne tenir aucun compte de la dose minime de soude employée, dans la pathogénie des lésions que nous avons obtenues.

En résumé, nous avons retiré du corps de l'actinomyces une substance toxique qui reproduit exactement les lésions que peut déterminer l'inoculation d'actinomyces mort ou vivant ; nous n'hésitons pas à la considérer comme le principal des poisons que secrète ce microbe.

CONCLUSIONS

I. L'injection d'une culture d'actinomyces dans le tissu cellulaire sous-cutané ou dans le poumon amène les réactions cellulaires suivantes : afflux de leucocytes polynucléaires auxquels succèdent des leucocytes mononucléaires qui donnent eux-mêmes naissance à des cellules épithélioïdes et géantes, lésions identiques aux lésions actinomycosiques spontanées.

II. L'actinomyces n'abandonne pas dans les liquides de culture de produit soluble toxique.

III. L'injection d'une culture d'actinomyces tué par la chaleur produit des lésions analogues à celles que montre l'injection d'actinomyces vivant.

IV. On peut extraire, par macération dans l'éther, du corps de l'actinomyces, une substance toxique : l'éthéro-actinomycétine, dont l'injection à l'animal par voie sous-cutanée ou trachéale, produit les mêmes lésions que l'injection de l'actinomyces vivant ou tué par la chaleur.

V. Cette substance est, sinon la seule, du moins la principale cause des lésions actinomycosiques.

TABLE DES MATIÈRES

Saint-Brieuc. — Imp. F. Guyon, rue de la Préfecture, 18. — (216-1-7)

www.ingramcontent.com/pod-product-compliance
Ingram Content Group UK Ltd.
Pitfield, Milton Keynes, MK11 3LW, UK
UKHW031933260826
14628UKWH00004B/1595